コロナと創薬

Why Japanese Pharmaceutical Companies Lost the Race to Conquer COVID-19

なぜ日本の製薬企業は出遅れたのか

橋本宗明
HIROAKI HASHIMOTO

日経BP

コロナと創薬

――なぜ日本の製薬企業は出遅れたのか

プロローグ

モダリティ革新に乗り遅れた日本の製薬産業

バイオ研究者向けの日経バイオビジネスや日経バイオテクなどの記者として、創薬の現場を取材するようになったのは2001年9月のことだ。その数年前から日経ビジネスの記者として製薬企業の取材を行っていたこともあり、製薬企業との付き合いは長い。

日経ビジネス編集部に所属した1990年代後半、武田薬品工業の当時の社長である創業家出身の武田國男に何度もインタビューした。日本では断トツのトップ企業である武田薬品も世界では十数位に過ぎなかった。「グローバル企業として生き残るために、必死に改革に取り組んでいる」と武田がしきりに口にしていたのが印象的だった。

当時、武田薬品は1980年代後半以降に発売した胃潰瘍などの治療薬として4000億円以上の売上高となったタケプロンなど4つのグローバル製品がぐんぐん売上高を伸ばして絶頂期に差し掛かろうとしていた。だが、この4つの製品に続く大型品を生み出すことができず、2010年前後になると業績に急ブレーキがかかる。創薬において「低分子化合物」という旧来型の技術にこだわり、遺伝子組み換え技術という創薬イノベーションへの対応で後手に回り、バイオ医薬品への取り組みが遅れてしまったからだ。

「低分子化合物」「ペプチド」「抗体」「核酸」など治療に用いる物質の種類の違いを製薬業界では「モダリティ」と称する。モダリティの転換に乗り遅れたことで、絶好調だった武田薬品は厳しい状況に追い込まれた。

現社長クリストフ・ウェバーの下、研究開発のトップに就いたアンドリュー・プランプは研究部門の改革に取り組む以前は、「候補品の85％が低分子化合物だった」と明かした。最新のプレゼンテーションによれば、他のモダリティの候補品が増えた結果、低分子化合物の割合は30％台にまで低下しているという。

新型コロナウイルス感染症（COVID-19）に対しては、「メッセンジャー（m）RNA」という新しいモダリティのワクチンが感染予防と重症化抑制で大きな効果を発揮していることはご存じの通りだ。COVID-19ワクチンで日本企業の存在感が薄いのは、ワクチンの分野でのモダリティ革新に乗り損ねたのが原因だ。ただ、だから日本の製薬企業の創薬力が海外に比べて劣っていると決めつけるのは早計だ。

何よりもmRNAワクチンを手掛けて成果を手にしたのは、今のところ米ファイザーとドイツのビオンテックのグループとモデルナだけだ。そもそも日本のワクチン産業がグローバル化しておらず、COVID-19ワクチンでの敗因は別のところにある。製薬産業の競争力とワクチン産業のそれとは切り離して考えた方がいい。

一方で、日本の大手製薬会社とグローバルのメガファーマの間には歴然とした規模の差がある。シャイアーと合併した武田薬品工業が3兆円を超える売上収益でようやく世界の10位前後となったが、世界トップのスイス・ロシュの売上収益はその倍以上だ。国内2位の大塚ホールディングスは世界では20位以下に過ぎない。

だが、競争力が乏しいと思われがちな日本の製薬産業だが、創薬の力は決して欧米勢に負けていない。「出遅れた」と言われるバイオ医薬品でも、ロシュの傘下に入った中外製薬はコツコツと技術を磨き上げ、驚異的な「創薬エンジン」をつくりだした。年間売上高1000億円を稼ぐ製品、いわゆるブロックバスターをいくつか生み出している。

第一三共はバイオ医薬品と低分子化合物を組み合わせた抗体薬物複合体で大きな成果を手に入れた。協和キリンはバイオ医薬品の創薬に挑戦し続け、初のブロックバスターを視野に入れる。塩野義製薬は感染症の研究にこだわり続けて、世界が求める抗菌薬を創出した。その塩野義は、新型コロナに対する抗ウイルス薬でも実用化に近いところにいる。

新型コロナウイルスの飲み薬「S-217622」

「当社の創薬史上、最速に近いペースで開発を進めている」

2021年11月19日にインタビューした際、塩野義製薬社長の手代木功はこう力を込めた。COVID-19の流行が始まる以前、大手製薬企業が感染症領域の研究開発からどんどん手を引いていく中で、塩野義製薬は抗菌薬、抗ウイルス薬の研究開発に取り組み続けた。「感染症みたいな利益率の低いものはやめてしまえと、投資家に怒られた」と手代木は明かす。そんな塩野義がいまや、COVID-19と闘う日本のトップランナーとして注目されている。

このインタビューを行ったときは2021年6月から9月までの第5波の流行が収束し、オミクロン株による感染が広がる前だった。「日本での感染が激減したので、韓国とシンガポールでも試験を行うことにした。こちらも現地の会社や当局の協力を得て、記録的なスピードで開始できる見込みだ」

2022年2月7日16時、手代木はその飲み薬、「S-217622」の臨床試験のデータなどを説明するために東京都内で開催した説明会の壇上にいた。説明会では、(1)69例を対象にした早期の臨床試験でS-217622はプラセボと比較して有意に高い抗ウイルス効果を示した、(2)限られた症例数による結果ではあるが、S-217622投与群では重症の患者が発生しなかった、(3)COVID-19の臨床症状の改善傾向が見られた——などを明らかにした。

塩野義は約400例程度の臨床試験の解析結果に基づいて2月25日、医薬品の審査機関である医薬品医療機器総合機構(PMDA)に条例付き承認制度の適用を希望した承認申請を行った。加えて、グローバルな第3相試験の開始に向けて、米食品医薬品局(FDA)や欧州医薬品庁(EMA)などとの協議を進めている。

富士フイルム富山化学が創出した抗ウイルス薬のアビガン(ファビピラビル)、2015年にノーベル生理学・医学賞を受賞した大村智が開発に関わった抗寄生虫薬のイベルメクチン、小野薬品工業が創出したすい炎治療薬のカモスタットなど、日本人や日本企業が創薬に関わった医薬品のCOVID-19への貢献は、ことごとく期待外れに終わった。唯一、中外製薬が創出した関節リウマチ薬「アクテムラ」が、国内外で重症のCOVID-19肺炎に使われているぐらいだ。感染症に注力する塩野義の日本での申請がどう扱われるかが注目される（文中敬称略）。

コロナと創薬——なぜ日本の製薬企業は出遅れたのか　目次

プロローグ
モダリティ革新に乗り遅れた日本の製薬産業　003

第1部
創薬の時代——新型コロナウイルスと日本　017

第1章
厚生労働省の罪と罰——「ワクチン敗戦」を総括する　019

厚労省が阻んだ画期的なインフルエンザワクチン　019
「ワクチンは厄介者」　021
歪なインフルエンザワクチン市場　023
解体された財団法人・化血研問題の背景　024

なぜ海外のワクチンが入ってこない？ 028
COVID-19対応でも後手に 029
欠けたグローバルな視点 031

第2章 幻の国産mRNAワクチン・プロジェクト 032

頓挫した国産mRNAワクチン 032
新しいテクノロジーを使ったワクチン 035
名乗りを挙げた米国ベンチャー企業群 038
米連邦政府のワープスピード作戦 038
先行したファイザー、ビオンテック 041
「切り札はワクチンだ」 043
ワクチン供給に動き出した国内勢 045
ワクチン後進国の汚名 048

コラム

菅義偉・前内閣総理大臣インタビュー
非常時は国内だけの視点では克服できない 052

第3章 ワクチンとモダリティ――イノベーションの大波にどう立ち向かうか 062

創薬ベンチャーの時代 062
バイオ医薬品に乗り遅れた日本企業 064
既存設備では製造できないモダリティ 067
武田薬品がワクチン事業を再起動 069
新しいモダリティmRNAの可能性 072
mRNAに取り組む日本勢 076

第4章 新型コロナ治療薬へのチャレンジ 080

特例承認されたレムデシビル 080
メルクのモルヌピラビル 081
期待のアビガン、イベルメクチン「有効性実証できず」 083
国産抗体医薬アクテムラ 086
ロシュ傘下の強みを発揮した中外製薬 088
中和抗体薬と経口抗ウイルス薬 090

日本発の経口抗ウイルス薬も 093

コラム
日本の製薬会社のルーツは江戸時代の商人ギルド 096

第５章
創薬新時代とCOVID-19 102

４兆円超の収益を上げたファイザー 102
追い風を受ける中外製薬、武田薬品 103
メガファーマの誕生 106
バイオベンチャー・ブーム 109
M&Aに消極的だった日本 110
日本初のブロックバスターは、旧田辺製薬の「ヘルベッサー」 111
遠藤章の「メバチロン」、大村智の「イベルメクチン」 113
多様化するモダリティ 115
オープンイノベーションとエコシステム 119
ギリアドが１１９億ドルで買収したカイト・ファーマ 121
岐路に立つ日本勢 123

第2部 日本の創薬イノベーション 127

第6章 血友病の治療を大きく変えた中外製薬の「ヘムライブラ」 129

年間10億ドルのブロックバスター誕生 129
治療を大きく変えるイノベーション 131
バイオ医薬品で先行した中外製薬 133
キメラ抗体、ヒト化抗体の技術 135
二重特異性抗体というアイデア 136
「夢のような薬になる」 138
ゲノム抗体医薬研究部 141
アミノ酸改変という〝禁じ手〟 143
ロシュの傘下入りと開発中止命令 146
実験に次ぐ実験 149
小規模な臨床試験に大きな反響 151
製造部隊の苦悩 154

出血をゼロにする薬 157
独自の創薬プラットフォームを確立 158

第7章 異例のスピード認可を受けた第一三共のがん治療薬「エンハーツ」 162

申請受理から2カ月で承認取得 162
背水の陣で抗体医薬の研究に挑む 165
「抗体薬物複合体なら勝てる可能性がある」 168
研究所長は50代の中途入社組 170
常識破りのリンカー技術 172
「トラスツズマブのADCで打って出よう」 178
「がんに強みを持つ先進的グローバル創薬企業」 181
フランス人専門家を社長がヘッドハント 182
製薬産業の根幹CMC 185
トランスフォーメーションの実行 188
ADCによる成長シナリオ 193

第8章

協和キリン初のブロックバスターとなるか、骨疾患治療薬「クリースビータ」

20年にわたる研究が結実　197
幻のフォスファトニン　200
遺伝子特許の囲い込み競争　205
FGF23に対する抗体医薬の開発　206
試験管内での実験手法を確立　210
米バイオベンチャーを育てたオーファンドラッグ法　213
FDAからの臨床試験保留命令　214
ウルトラジェニクスとの提携　216
グローバルファーマへの先導役に　219
「これでやっと対等になれた」　220
アトピー性皮膚炎で米アムジェンと提携　222

第9章
塩野義製薬がものにした開発困難な抗菌薬「フェトロージャ」 224

衝撃のオニール・レポート 224
最優先のカルバペネム系耐性細菌 227
人員削減のなか挑んだ「トロイの木馬」 229
2年に一度、3000株の細菌を収集 231
感染動物での効果と結晶化 232
「化合物の声を聴け」 234
冷凍状態でも不安定な化合物 235
原薬は中国、インド、イタリアからの輸入に依存 237
英グラクソ・スミスクラインとの意見対立 239
「こんなことを続けて、会社は成り立つのか」 241
不可欠な低分子の新規抗菌薬 244

エピローグ

ワクチン開発の司令塔がスタート 246

第1部

創薬の時代

——新型コロナウイルスと日本

新型コロナウイルス感染症は依然として終息する気配がない。ワクチン開発で出遅れ、米ファイザーとドイツのビオンテック連合と、米モデルナのワクチン頼みの日本。治療薬でもファイザー、米メルクなどの海外勢に先行されて苦戦している。

第1部では、過去のワクチン接種禍もあってワクチンに及び腰の姿勢を続け、国内メーカーのイノベーションを阻害してきた厚生労働省の姿勢と、海外ワクチンを締め出してきた国内インフルエンザワクチン市場の歪《いびつ》さなど、「ワクチン敗戦」の背景を描いた。グローバル展開が遅れたワクチンメーカーにも問題はある。

第2章の章末に、省庁の垣根を超えてトップダウンでワクチン接種を進めた菅義偉前首相のインタビューを収録した。

第1章

厚生労働省の罪と罰

――「ワクチン敗戦」を総括する

「ワクチン・血液製剤産業は、護送船団方式で守られているため国際的な潮流から取り残されつつある」
（2016年10月に公表された「ワクチン・血液製剤産業タスクフォース」顧問からの提言）

厚労省が阻んだ画期的なインフルエンザワクチン

話は2014年5月に遡る。売上高で国内第3位の製薬企業、アステラス製薬は国内で新タイプのインフルエンザワクチンを承認申請した。提携するスタートアップ、UMNファーマが昆虫の細胞を使って製造した遺伝子組み換えたんぱく質を利用したものだった。

ニワトリの卵を使って製造する既存のインフルエンザワクチンと違って開発から製造までのリ

ードタイムが短く、流行の拡大に対して増産などの対応が容易であるというメリットがあった。2009年から2010年にかけて新型インフルエンザ（H1N1）の大流行を経験し、高病原性の鳥インフルエンザA（H5N1）の流行が懸念される状況で、有効な武器の1つになると期待された。

ところが、この画期的なワクチンは承認されることなく、アステラスは2017年1月に開発を中止した。2021年6月、アステラス社長の安川健司にインタビューした際、この経緯を尋ねると、安川はこう語った。

「ニワトリの卵でつくったインフルエンザワクチンがあるのに、昆虫細胞を使ってまでワクチンをつくってほしくないというのが当時の厚労省の判断だった」

申請から長く承認が下りなかった背景には、製造に用いる昆虫細胞のゲノムにラブドウイルスという種類のウイルスの遺伝子配列が混じっていたことが理由とみられる。そのため、厚労省は承認に慎重になっていたが、米国では同じ技術を使ったインフルエンザワクチンが2013年に承認されている。現在、フランスの大手製薬サノフィが欧米などで広く販売しており、日本の規制当局の慎重さには疑問が残る。

UMNファーマはその後、ラブドウイルスが混じっていない昆虫細胞の開発を成し遂げ、塩野義製薬の資本傘下に入った。塩野義がCOVID-19向けに開発しているワクチンは、UMNファーマの技術を使ったものだ。つまり塩野義が取り組んでいる国産コロナワクチンの開発は、UMN

ファーマにとってはリベンジマッチなのだ。

この話にはさらに続きがある。COVID-19向けのワクチンの開発には塩野義以外にも複数の日本企業が取り組んでいるが、その1つに武田薬品工業が米ノババックスと契約し、同社の技術を用いて製造した遺伝子組み換えたんぱく質ワクチンがある。

塩野義のワクチンと同様、新型コロナウイルスの表面にあるスパイクたんぱく質を、遺伝子組み換え技術により製造してワクチンの抗原として利用するものだ。このワクチンの製造にも昆虫細胞が用いられている。欧州医薬品庁が公表したノババックスのワクチンの評価リポートによると、やはり昆虫細胞のゲノムにはラブドウイルス由来の配列が見られたという。

それでもリスクは低いとして、欧州医薬品庁は2021年12月、ノババックスワクチンを承認した。日本では武田薬品が2021年12月に厚生労働省に申請したが、今回、厚労省はどのような判断を下すのだろうか。

「ワクチンは厄介者」

厚労省が新しいワクチンに後ろ向きなのには、歴史的な背景がある。ワクチンをめぐって、過去に予防接種禍と呼ばれる社会的な騒ぎが何度か起きている。そのため、厚労省はワクチンを厄介者扱いしてきたのだ。

幾つか事例を上げると、1948年頃に生じたジフテリア予防接種禍では、製造工程の不備により、数十人の死亡者が出た。1975年には百日咳ワクチンを含む3種混合DTPワクチンによる死亡事故が発生して、接種を一時見合わせた。

1989年、麻しん・風しん・おたふくかぜの三種混合MMRワクチンを接種した小児に無菌性髄膜炎が発生した。1993年にMMRワクチンは中止されるが、国の対応が後手に回ったことによって、国民のワクチンに対する信頼が大きく低下し、国などを相手取った集団訴訟に発展した。

1994年、予防接種法が改正され、定期接種が「義務」から「努力義務」に変更された。集団接種から個別接種を推進する方針へと大きく舵を切ったのだ。法改正を契機にインフルエンザワクチンの接種数は激減し、ワクチンメーカーの経営に大きなダメージを与えた。

度重なる予防接種禍をきっかけに、当局がワクチンの安全性を慎重に検討するようになったのは一概に否定されることではない。ただ、警戒するあまり、新技術の導入に過度に慎重になっているのだとしたら、それは科学的な姿勢といえない。

緊急時であるにもかかわらず、「日本人は安全性に対する警戒心が強い」といったことを理由に、日本独自の規制を設けて導入を遅らせることが果たして国民の利益になるのだろうか。

未知のウイルスへの対処などでスピードが優先される状況下では、海外で実用化されたワクチンを、モニタリングなどの条件を付けて迅速に使用可能にすることも検討すべきだろう。時間をかけて慎重にワクチンを評価している間に失われた命の中には、予防接種により救えたはずの命があったかもしれない。

歪《いびつ》なインフルエンザワクチン市場

歴史的に日本のワクチンメーカーは、大半が日本市場だけでワクチンビジネスを手掛けてきた。日本独自の規制が海外からワクチンが入ってくることを妨げ、国内だけで事業をする企業を国が保護してきた側面も背景としてある。

その最たる例が、季節性インフルエンザワクチンの製造株だ。インフルエンザは流行するウイルス株が毎年異なるため、各メーカーは厚労省が決めたウイルス株の供給を受けて製造している。

この製造株の決定が、世界保健機関（ＷＨＯ）が推奨したものではなく、国立感染症研究所の推奨に基づいて行われるため、海外で製造されたインフルエンザワクチンは事実上、日本市場に入ることができない。

国が製造株を選定するメリットとして、

（1）国内流行株と抗原性が類似する株が選べる、

（2）国家検定がしやすい、

（3）メーカーごとに株が異なると医療現場が混乱する

――などが挙げられる。しかし、同じシーズン中でもウイルスの流行状況は時期や場所で異なるし、インフルエンザ以外のワクチンではメーカーによって製造株も製造方法も異なるケースはざらにある。現行のやり方は、国内のワクチン市場で最大の季節性インフルエンザワクチンへの外資の参入を妨げると同時に、日本産ワクチンの海外展開を妨げる一因にもなっている。

その結果、メーカーは市場規模の大きいインフルエンザワクチンでは輸入ワクチンとの競争にさらされずにすみ、ワクチンを主な事業とする国内4社が市場を分け合ってきた。

だが、このやり方は鶏卵でウイルスを増やして不活化処理をする「不活化ワクチン」時代のものだ。メッセンジャー（m）RNAやウイルスベクター、組み換えたんぱく質ワクチンなどの製造では、ウイルスそのものを使わない。ウイルスの供給が受けられなくても遺伝情報があれば製造可能なのだ。

なにより、イノベーションが急激に進むグローバル時代に、海外からのワクチン輸入に障壁を設けるやり方はイノベーションを遅らせ、今回のようなコロナワクチンを海外メーカーに全面的に頼らざるを得ない「ワクチン敗戦」につながってしまう。競争にさらされていない日本企業の国際競争力を低下させる一因にもなっている。

解体された財団法人・化血研問題の背景

「ワクチン・血液製剤産業は、護送船団方式で守られているため国際的な潮流から取り残されつつある」

図表1　**国内で販売されているワクチン（2021年7月現在）**

ワクチンの名称	取り扱い会社
DPT-IPV四種混合ワクチン	KMB、阪大微研、田辺三菱、Meiji
DPT三種混合ワクチン	阪大微研、田辺三菱
DT二種混合トキソイド	阪大微研、田辺三菱
ジフテリアトキソイド	阪大微研、田辺三菱
破傷風トキソイド	武田、阪大微研、デンカ、田辺三菱、北里薬品
ポリオワクチン	サノフィ
麻しん（はしか）風しん混合ワクチン	武田、阪大微研、田辺三菱、北里薬品
麻しん（はしか）ワクチン	武田
風しんワクチン	武田
日本脳炎ワクチン	KMB、阪大微研、田辺三菱、武田、Meiji
BCGワクチン	日本BCG
季節性インフルエンザ	第一三共、KMB、阪大微研、デンカ、MSD、田辺三菱、北里薬品、武田、Meiji、アステラス
おたふくかぜワクチン	第一三共、武田、北里薬品
水痘（みずぼうそう）ワクチン	阪大微研、田辺三菱、北里薬品
B型肝炎ワクチン	KMB、MSD、Meiji
A型肝炎ワクチン	KMB、Meiji
狂犬病ワクチン	KMB、GSK、Meiji
【肺炎球菌ワクチン】23価肺炎球菌多糖体ワクチン	MSD
【肺炎球菌ワクチン】13価肺炎球菌結合型ワクチン	ファイザー
黄熱ワクチン	サノフィ
ヒブ（Hib）ワクチン	サノフィ
HPVワクチン	GSK、MSD
ロタウイルスワクチン	GSK、MSD
髄膜炎菌ワクチン	サノフィ
帯状疱疹ワクチン	GSK
抗毒素	KMB、Meiji
水痘抗原	阪大微研、田辺三菱
ツベルクリン	日本BCG

（出所）一般社団法人 日本ワクチン産業協会

（注）KMBはKMバイオロジクス、阪大微研は一般財団法人阪大微生物病研究会、Meijiは Meiji Seikaファルマ、GSKはグラクソ・スミスクライン。

こう指摘したのは、厚労省が設置した「ワクチン・血液製剤産業タスクフォース」が２０１６年10月にまとめた「顧問からの提言」だ。タスクフォース顧問には、政府の新型コロナウイルス対策の基本的対処方針分科会会長の尾身茂らが名を連ねていた。提言の内容には、作成を指示した当時の厚労相塩崎恭久の意向が強く反映されていた。

塩崎が提言を求めたのは、前年に肝炎・日本脳炎・インフルエンザなどで高いシェアを占める日本最大のワクチン・血漿分画製剤メーカーである化学及血清療法研究所（化血研、熊本市、現ＫＭバイオロジクス）が長年にわたって承認されていない製造方法による血漿分画製剤の製造を続け、発覚を避けるために組織的な隠ぺい工作を行っていたことが内部告発によって明らかになったからだ。

塩崎は財団法人である化血研の企業統治に問題があるとみて、株式会社組織への移行を強く求めた。その少し前、化血研による法律違反が判明し、上述のタスクフォースが立ち上がった直後には、アステラス製薬への事業譲渡が検討されていることが報じられた。アステラスは旧藤沢薬品工業の時代から化血研と販売で提携しており、近い関係にあった。だが、２０１６年10月、アステラスは化血研との協議を終了したと発表した。

アステラスが化血研との協議を打ち切った背後に何があったのかは分からないが、海外で承認されているものと同じ技術を使ったＵＭＮファーマのワクチンがいつまでたっても承認されない状況から、アステラスがワクチン事業の予見性に疑問を感じていたとしてもおかしくはない。このあと、２０１７年1月、アステラスはＵＭＮファーマと共同開発していたワクチンの権利を全て返還している。

一方、厚労省は化血研に対して、ガバナンスの変更を強く求め続けた。だが、法律違反が判明した後に理事長に就任した早川堯夫は、「天然痘ワクチンの製造・備蓄など、国家安全保障のために手掛けている事業が、株式会社の傘下で存続できるのか」と反発した。だが、塩崎の意向を受けた厚労省は株式会社組織への移行を強く迫り、早川は２０１７年5月に他の理事に解任される形で理事長を退任した。

結局、化血研の事業は２０１８年7月、明治ホールディングス（ＨＤ）の連結子会社のＫＭバイオロジクスが承継した。

２０２１年11月、ＫＭバイオロジクス社長の永里敏秋にインタビューした。その際、永里は「財団法人であれば不採算でも許されたのかもしれないが、株式会社で赤字の事業は問題だ。ただ、ハブやマムシの抗毒素、天然痘ワクチンなど、うちにしかやれない事業がある。それらはやめることができないので、国家の買い上げでやっている。買い取り価格の見直しについて国と交渉してきた」と語った。

化血研問題の背景には、国が不採算のワクチン事業を財団法人だった化血研を含む民間に押しつけてきたことがある。新型コロナを経験し、国家安全保障として感染症の流行に備えた医薬品やワクチンの備蓄を求める声が挙がっているが、それを不採算な形で民間に押しつけるようなやり方では、備蓄に協力する企業は出てこない。

なぜ海外のワクチンが入ってこない？

厚生労働省は２００７年３月、「ワクチン産業ビジョン」を策定した。「産業ビジョン」という言葉の通り、ワクチンメーカーの取り組みに重点を置いた施策としてまとめられた。「基礎研究から実用化（臨床開発）への橋渡しの促進」「危機管理上も必要なワクチン等の研究開発及び生産に対する支援」「薬事制度等における取り組み」などの項目を掲げて提言を行っている。「産業」がなすべきことに焦点を当てている点で、方向性は明確だった。

産業ビジョンがつくられたのは、当時、髄膜炎菌や肺炎球菌、インフルエンザ菌などに対するワクチンが海外で次々に登場しているのに、日本には一向に入ってこなかったからだ。日本のワクチン企業は研究開発投資が不十分で、海外で登場した遺伝子組み換え技術などを利用した新タイプのワクチンをすぐには開発・製造できなかった。

だが、海外のワクチンを輸入しようとしても日本独自の規制が壁になり、スムーズに導入できなかった。そもそも日本の予防接種制度はワクチンの許認可と結びついていない。公的負担で行われる定期の予防接種で使われるかどうか不明確な状態で、多額の投資をして日本向けに製造し、治験を行わなければならないワクチンを、日本に導入しようとする製薬メーカーは皆無だった。

産業ビジョンがつくられた当時、政治的にも「ワクチンを何とかしよう」という動きが見られた。公明党副代表を務めた衆院議員で、厚生労働大臣経験者の坂口力を代表とする「ワクチンの将来を考える会」は2007年6月27日に会見を開き、当時の厚労大臣柳澤伯夫らに要望書を提出したことを明らかにした。医師で衆院議員の鴨下一郎、清水鴻一郎、福島豊が会見に加わっていた。海外に比べて日本では使えないワクチンが多い理由について、福島はこう語っている。「予防接種の健康被害があったため、行政が新しいワクチンの導入に消極的だった。医薬品と同じくワクチンも、リスクとベネフィット（利益）のバランスを考えて検討するべきだ」

清水も「日本は総合的な感染症対策やワクチン政策について検討する場がない。ワクチンのデメリットばかりが強調されて、国がリーダーシップを取れていない」と問題意識を口にした。コロナ禍の渦中にある現在に通じる問題が、15年前から繰り返されていたことがよく分かる。

ただ、「ワクチン産業ビジョン」が示されたおかげで、幾つかの新しいワクチンが日本に導入された。規制も少しずつ見直され、輸入ワクチンも以前に比べれば格段に入りやすくなった。財団法人や社団法人などが中心だったワクチン業界では再編が進み、大手製薬企業の資本傘下に入ったり、提携したりして財務基盤も充実した。

COVID-19対応でも後手に

それでも予防接種禍訴訟などを経たことによる厚労省の慎重姿勢は相変わらずだ。その顕著な例が子宮頸がんを予防するヒトパピローマウイルス（HPV）ワクチンへの対応だ。接種後に、広い範囲に生じる痛み、手足の動かしにくさ、不随意運動などの副反応の報告が相次いだことから、厚労省は２０１３年４月の定期接種開始から2カ月後の２０１３年６月に積極的勧奨を一時差し控えることにした。定期接種の中止ではなく、積極的勧奨の差し控えという措置だったが、これにより接種者は激減した。

２０２１年11月、ようやくＨＰＶワクチンの積極的勧奨を再開することが決まったが、ワクチンの接種機会を逃した世代に子宮頸がん検診での異常率上昇が見られるとする研究結果も報告されている。

ＨＰＶワクチンだけでなく、日本脳炎ワクチンも接種後に急性散在性脳脊髄炎（ＡＤＭ）が報告されたことなどから、２００５年から２０１０年にかけて、積極的勧奨が差し控えられた。小児肺炎球菌ワクチンとヘモフィルスインフルエンザ菌ｂ型（Ｈｉｂ）のワクチンも、定期接種が始まる前の２０１１年に、一時的に接種が見合わせられていた時期がある。

だが、COVID-19のように疫病が急拡大したときに、同じような慎重姿勢で良かったのだろうか。より迅速にワクチンを国民に行き渡らせるために、国内での臨床試験を簡略化するなど、検討の余地はなかっただろうか。少なくとも、深刻な感染症の流行下という緊急時に適した対応はどうあるべきかを平時から議論しておく必要があったことは間違いない。

欠けたグローバルな視点

加えて大きかったのは、リーダーシップが明確ではなかったことだ。米国でトランプ前大統領が2020年5月、ワープスピード作戦（ＯＷＳ）を打ち出すと、米保健福祉省（ＨＨＳ）と米国防総省（ＤｏＤ）が連携して、連邦政府によるコロナ医療対策を一気に加速させた。米国立衛生研究所（ＮＩＨ）や米疾病対策センター（ＣＤＣ）、米食品医薬品局（ＦＤＡ）、米生物医学先端研究開発局（ＢＡＲＤＡ）を傘下に持つＨＨＳだけでなく、最初からＤｏＤも動員していた点は注目される。

日本でもワクチン接種を加速させるために、東京や大阪では防衛省・自衛隊が大規模接種センターを開設、運営したが、戦力の逐次投入の印象は拭えない。

ＯＷＳのワクチンでは、100以上の候補から徐々に絞り込み、7つの候補品の臨床試験を支援した。その7つの候補品には、例えばフランスのサノフィと英国のグラクソ・スミスクラインが共同開発するワクチンも含まれていた。国内企業に限定せず、アカデミアやベンチャーが有するシーズをグローバルから広く探して支援した。

日本の施策はどうしても、日本企業、日本のアカデミアを対象にしたものに偏りがちだ。意思疎通をしやすいなどの利点は否定しないが、そうやって間口を狭めれば、手にする成果にも限界が生じる。施策も企業活動も、よりグローバルに視野を広げるべきだろう。

第２章

幻の国産ｍＲＮＡワクチン・プロジェクト

「ｍＲＮＡワクチンの研究開発プロジェクトでは、動物でいい結果が出ていたが、予算がカットされて残念だった」
（石井健・東京大学医科学研究所教授、２０２１年６月10日のオンラインでのインタビュー）

頓挫した国産ｍＲＮＡワクチン

もしこれが実を結んでいたなら、日本のワクチンがCOVID-19から世界中の人々を救っていたかもしれない——そんな幻の国産ワクチン開発プロジェクトがあった。

東京大学医科学研究所教授の石井健が２０１６年度から２０１８年度にかけて第一三共と共同で進めていたｍＲＮＡワクチンの研究開発プロジェクトがそれだ。

このプロジェクトでは、第一三共の技術をベースにしたｍＲＮＡワクチンの開発を進め、中東呼吸器症候群（ＭＥＲＳ）やジカ熱、インフルエンザなどの感染症に対するワクチンを完成させていた。サルを使った動物実験で効果を確認するところまで進めて、ヒトでの臨床試験を行いたいと予算を要求したが、認められなかった。

「動物でいい結果が出ていたが、予算がカットされて残念だった」

２０２１年6月10日のオンラインでのインタビュー時、石井はこう口にした。

ｍＲＮＡワクチンをめぐっては、石井にはこんな因縁がある。ｍＲＮＡワクチンの開発はハンガリー出身の研究者で、ビオンテックの上級副社長であるカタリン・カリコらが２００５年、自分のＲＮＡが免疫反応を起こさない仕組みを科学誌イミュニティに発表したことが発端になっている。

ＤＮＡやｍＲＮＡを遺伝子治療やワクチンなどに用いるコンセプトはそのはるかに前からあったが、ｍＲＮＡは体内に入れると強力な炎症反応が生じる。そのため、ＤＮＡに比べて「ＲＮＡは治療には使えないというのが20年前の常識だった」と石井は語る。

ところがカリコは、自己のＲＮＡは通常のものと化学的に少し変化することによって免疫反応を逃れていることを明らかにして２００５年に発表した。ファイザーとビオンテック、モデルナのワクチンはいずれもこの成果を利用して実用化されている。

石井はカリコらによるこの論文が発表される際、査読した研究者の１人だ。イミュニティ誌の同じ号に石井は、カリコらの研究を解説する文章を、自然免疫の世界的な権威である大阪大学免疫学フロンティア研究センターの拠点長の審良《あきら》静男と連名で書いている。

石井はその半年前、核酸を化学的に少し変化させると免疫反応が抑えられることを論文で発表している。

「カリコらほど体系的ではなく、部分的なものだった」

石井はこう語るが、日本の研究が欧米に圧倒的に負けているわけではないことはこれらのエピソードからも分かる。

石井らによるｍＲＮＡワクチンの研究に予算が付かなかったのは、動物実験から臨床試験の段階に移行すると、多額の資金を投じる必要があるからだ。感染症のリスクに対する当時の危機感の希薄さが、日本発のワクチンを幻にしてしまったと言えるかもしれない。

では、海外発の輸入ワクチンで対応できるように手を打っているかと言えば、それも違う。海外とは異なる規制当局の考え方が、海外では使えるワクチンの承認を困難にしている面がある。海外で実用化されたコロナワクチンの日本への導入が欧米での接種開始から数カ月遅れた背景にも、厚労省が日本での臨床試験の実施を要求したことがある。

無論、ワクチンの有効性と安全性は慎重に見極められるべきだが、既に海外で数万人を対象とする大規模な臨床試験が行われて一定の有効性と安全性が確認されている場合に、導入を数カ月遅らせてまで１００人、２００人といった限られた規模の臨床試験を日本で行う意義は乏しい。

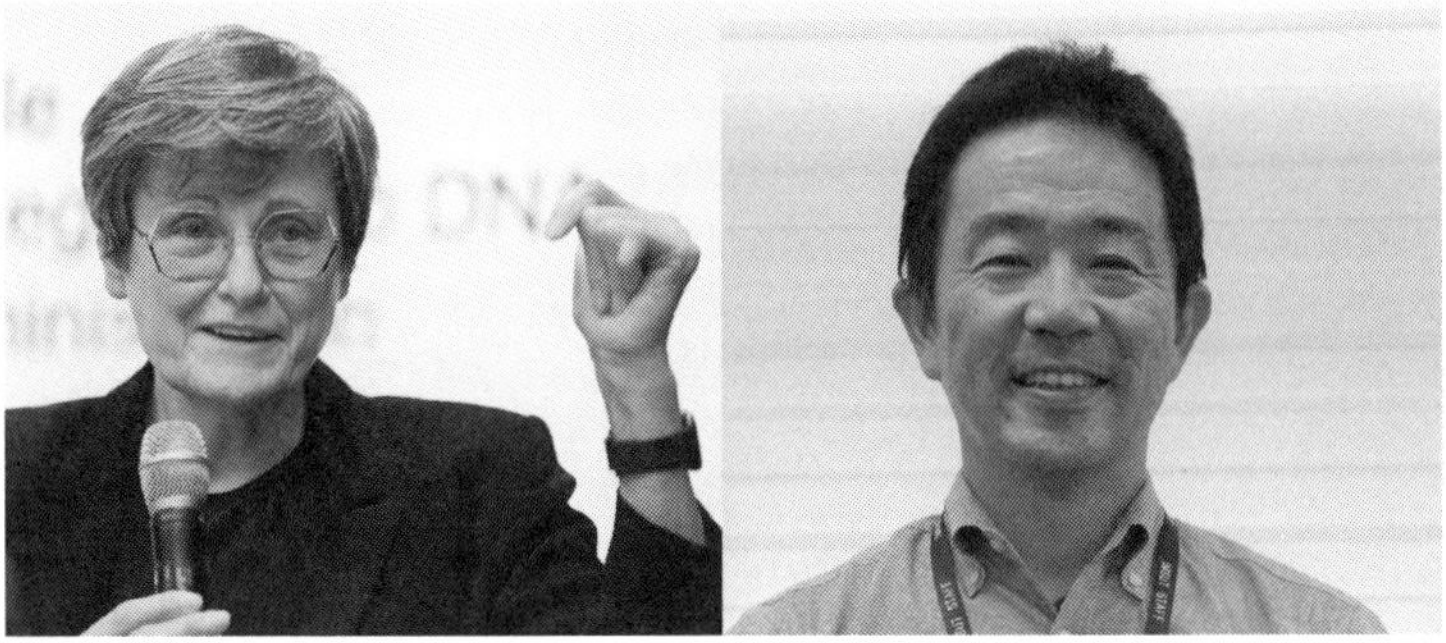

石井健・東京大学医科学研究所教授（右）
カリタン・カリコ氏（左）＝写真：picture alliance/ アフロ

しかも、例えばファイザーとビオンテックのワクチンの場合、治験に参加した4万人のうちアジア系が約1600人いたことが報告されている。

新しいテクノロジーを使ったワクチン

2020年11月9日、週明け月曜日のニューヨーク株式市場では、取引開始直後にダウ工業株30種平均が前週末比1600ドル高い2万9933ドルと、同年2月末に付けた取引時間中の過去最高値を更新した。

トランプ前大統領と大統領の座を争った民主党のバイデン候補が前週末に勝利宣言をしていたことも一因と思われるが、むしろメディアは米ファイザーとドイツのビオンテックが共同開発していたワクチンの第3相臨床試験に関して、「中間解析で90%を超える有効性が示された」と発表したことに理由を求めた。

中間解析という限られた情報にもかかわらず、株式市場がこれほどの反応を見せたことには少し驚きを感じたが、その後もやはりワクチンメーカーである米モデルナや英アストラゼネカが臨床試験のデータなどを発表する度にダウ平均は上昇し、ワクチンに対する社会・経済界の期待度の高さをまざまざと見せつけた。

ワクチンとは、ヒトの体に備わる異物排除のメカニズムである「免疫」を使って、体内に侵入するウイルスや細菌を取り除いて、感染症の発症を抑えようというものだ。伝統的なワクチンは、病原性（毒性）の少ないウイルスや細菌を接種して免疫を付ける「生ワクチン」や、薬剤などで処理して感染力や増殖力を損なわせて投与する「不活化ワクチン」と呼ばれるものだ。

生ワクチンや不活化ワクチンの研究は、ウイルスや細菌を入手できたら着手しやすいが、実用化までには弱毒化したり、不活化処理をしたりする方法を検討する必要がある。なにより、大量に製造するためにはウイルスや細菌を増やす方法を見いださなければならない。

例えば、一般的なインフルエンザワクチンは、10日ほど孵化させた受精卵にウイルスを接種し、数日間培養してウイルスを増やして不活化処理をして製造する。新型インフルエンザの流行時への備えとして、鶏卵を使わず、動物の培養細胞などに感染させて増やす技術も確立されているが、現在、国内で流通しているインフルエンザワクチンは、今でも鶏卵を使って製造されている。

新しい感染症の場合、どのようにすればウイルスや細菌が増えるかということから研究しなければならず、通常、量産して実用化できるようになるまでには何年もの時間を要する。

だが、科学の進歩はそれだけの時間をかけなくてもワクチンを入手できる方法を人類に与えた。ウイルスや細菌が持つたんぱく質の一部を、ヒトの体が異物として認識する「抗原」として接種すれば、免疫を誘導して病原体を排除できる。

遺伝子組み換え技術によって培養タンクの中で製造したたんぱく質を抗原に用いる組み換えたんぱく質ワクチンは、B型肝炎のワクチンとして30年以上前から実用化されている。

子宮頸がんや帯状疱疹を予防するワクチンにも、組み換えたんぱく質を抗原に利用しているものがある。組み換えたんぱく質ワクチンであれば、病原体のゲノム（全遺伝情報）を解析できれば、そのうちどの遺伝子を抗原にするかを検討する必要はあるものの、ワクチンの設計、開発に着手できる。

今回の新型コロナウイルス（SARS-CoV-2）による感染症（COVID-19）の流行では、さらに新しいテクノロジーが活躍した。遺伝情報を記録するデオキシリボ核酸（DNA）やリボ核酸（RNA）などの核酸を利用したワクチンや、その核酸をウイルスベクターに挿入したウイルスベクターワクチンだ。

DNAワクチンやRNAワクチンは、細胞内でDNAやRNAの情報に基づいて抗原たんぱく質をつくり出して免疫反応を誘導する。ウイルスベクターワクチンは、無害なウイルスのゲノムに抗原たんぱく質の遺伝子を挿入して、細胞内でより多くの抗原たんぱく質をつくり出せるようにすることを狙う。

名乗りを挙げた米国ベンチャー企業群

ウイルスベクターワクチンでは、エボラ出血熱予防用のものが欧米などで承認されていたが、DNA、RNAでできたワクチンで実用化されたものはCOVID-19の流行以前はなかった。だが、米国防総省などは以前からバイオテロ対策の武器としてこうした新しいワクチンの技術に注目し、ベンチャー企業などへの資金提供を通じて技術を培ってきた。

COVID-19の流行拡大に対して真っ先に名乗りを上げたのは、このようにして長年技術を培ってきた企業だ。モデルナ、イノビオ・ファーマシューティカルズ、ノババックスといった米国のベンチャー企業群がそれだ。

このうちモデルナはRNAワクチン、イノビオはDNAワクチン、ノババックスは組み換えたんぱく質ワクチンを手掛けている。例えば、モデルナは2010年に設立されたベンチャーだが、2013年には感染症用のmRNAワクチンの研究を行うために米国の国防高等研究計画局(DARPA)から2500万ドルの助成を受けている。同社のワクチンはCOVID-19の感染拡大から1年足らずで実用化にこぎ着けたが、米国政府は7年以上にわたって支援していたわけだ。

米連邦政府のワープスピード作戦

世界保健機関(WHO)が中国湖北省武漢市で原因不明の肺炎を検出したとの通知を受け取っ

たのは、２０１９年12月31日。これを受けてＷＨＯは、翌２０２０年１月５日、中国での原因不明の肺炎発生を警告する「アウトブレイクニュース」を発出した。

そこには、「３日までに44人の患者が報告され、うち11例は重症だが、33例は安定した状態にある」と記載されている。この時点ではまだ人から人に感染したという証拠はなく、医療従事者の感染も報告されていなかった。それが世界全体で４億９７００万人以上が感染し、６１７万人以上を死に至らしめる脅威になるなどと、このとき誰が想定できただろうか（数字は本書執筆時点）。

その後、20年１月７日に病原体が新型のコロナウイルスであることを中国当局が突き止めると、12日には中国の研究者らによってウイルスの全遺伝情報（ゲノム）が解析され、研究者のコミュニティの間でその情報が共有された。これを受け、世界中で診断キットやワクチンなどの研究が動き始めた。

ワクチンでは20年１月21日、米国立衛生研究所（ＮＩＨ）とノババックスがそれぞれ、COVID-19向けのワクチン開発に着手していることを明らかにした。ノババックスはこれまでに別のコロナウイルス株が引き起こす中東呼吸器症候群（ＭＥＲＳ）と重症急性呼吸器症候群（ＳＡＲＳ）に対し、それぞれ遺伝子組み換えたんぱく質を抗原とするワクチンを研究してきた経験があった。

その２日後の23日には国際的な官民連携パートナーシップである感染症流行対策イノベーショ

ン連合（ＣＥＰＩ）が、モデルナ、イノビオ、オーストラリアのクイーンズランド大学のそれぞれと連携し、ＣＥＰＩが拠出する資金でワクチン開発を進めると発表した。ＣＥＰＩは日本、ノルウェー、ドイツなどの政府の他、ビル＆メリンダ・ゲイツ財団、ウェルカム・トラストなどが拠出する、世界規模の感染症流行に備えたワクチンの開発、供給を目的とする機関だ。

また、米ファイザー、英アストラゼネカ、米ジョンソン・エンド・ジョンソン傘下のヤンセン・ファーマシューティカルズといった資金力に富むグローバルカンパニーも、自社独自に、あるいはベンチャーや大学などと共同研究開発するなどの形でワクチン開発に乗り出した。

5月には、米大統領ドナルド・トランプ（当時）が米保健福祉省（ＨＨＳ）と米国防総省（ＤｏＤ）の連携による「ワープスピード作戦（Operation Warp Speed＝ＯＷＳ）」を実施すると発表し、COVID-19医療対策に関する連邦政府の一連の活動を加速させた。

通常なら研究開始から発売まで10年はかかるとされるワクチンがわずか1年足らずで実用化にこぎ着けたのは、米国のＯＷＳのおかげと言っていい。

作戦では、２０２１年1月までに3億回接種分のワクチン供給を目標に掲げ、世界中で開発されている１００以上のワクチンの中から数品目を選出してその臨床試験などを支援した。生産設備の拡張を援助したり、購入契約を締結したりすることで企業による取り組みを後押しした。当初、１００億ドルでスタートしたワープスピード作戦の予算は、２０２１年3月には１８０億ドルにまで膨れ上がった。

先行したファイザー、ビオンテック

２０２０年12月11日、米ファイザーとドイツのビオンテックが共同開発したCOVID-19向けワクチンに対して、米食品医薬品局（ＦＤＡ）は16歳以上への緊急使用許可を出した。同月18日にはモデルナのワクチンに対しても、18歳以上への緊急使用許可を行った。

ファイザーとビオンテックのワクチンは、20年12月23日までに英国や欧州連合（ＥＵ）の加盟国を含め世界40カ国で、条件付き承認も含めて承認を取得した。ＥＵは２０２１年１月、モデルナのワクチンに対しても条件付き承認を推奨している。

ファイザーとビオンテック連合、モデルナとも、ワクチンはメッセンジャー（ｍ）ＲＮＡワクチンというタイプのものだ。ＤＮＡやＲＮＡは遺伝子を構成する物質で、４種類のヌクレオチドという物質が数珠つなぎになっている。そのヌクレオチドの配列に応じて、たんぱく質がつくられる。

両社のワクチンは、ｍＲＮＡを脂質の粒子に封入し、SARS-COV-2 の表面にあるスパイク（Ｓ）たんぱく質をつくるように設計されている。ファイザーとビオンテックが開発したワクチンは約４万人を対象に行ったグローバルの大規模比較試験で、95％の発症予防効果を示した。痛みや疲労などの副反応は一定頻度で見られたが、臨床試験段階では重篤なものは報告されていない。モデルナのワクチンも、約３万人の大規模比較試験で94・５％の有効性が得られたと報告された。

ただし、ｍＲＮＡは不安定な物質であるため、ファイザーとビオンテックのワクチンは流通や保管時にマイナス70度程度の超低温にする必要がある。モデルナのワクチンはそこまで低温にする必要はないが、それでもマイナス20度前後の低温保管が必要だ。

新興国なども含めた世界各国に普及を図る上では、低温流通を要することが制約になると考えられている。ビオンテックなどは安定性を改善する研究も手掛けており、いずれ「超低温」で保管・流通させる必要はなくなるかもしれないが、ｍＲＮＡが安定性に配慮しなければならない物質であることに変わりはない。

2社の後を追ったのは英アストラゼネカとオックスフォード大学が共同開発してきたワクチンだ。２０２０年11月、アストラゼネカは90％の有効性が示されたと発表したが、これは2回接種のうち1回目の接種量を誤って半分にしたグループのデータであり、大規模臨床試験全体だと70％の有効性だった。

アストラゼネカのワクチンは、アデノウイルスというウイルスにＳたんぱく質の遺伝子を搭載したウイルスベクターワクチンだ。通常の冷蔵で保管・輸送が可能だ。英国政府は20年12月にこのワクチンを緊急使用許可し、２０２１年1月にはＥＵが条件付き承認を推奨した。

これらのワクチンの接種が始まると、先行した国では感染が収束に向かった。ワクチンの有効性が確認されていない変異ウイルスが登場したが、接種率が高いイスラエルや英国では重症者や死亡者の数が大幅に減った。

イスラエルは21年6月15日にマスクの着用義務を撤廃した。英国でも同年7月19日に、屋内でのマスク着用義務、バーやレストランの人数制限、集会の人数制限などの規制の全面解除に踏み切った。

「切り札はワクチンだ」

日本でも政府はワクチンを軽視していたわけではない。少なくとも当時の首相菅義偉は2021年4月に訪米した際、米製薬会社ファイザーの最高経営責任者（CEO）アルバート・ブーラと電話協議をするなどしてワクチンの確保に努めた。しかし、米国のOWSを見ればもっと早くに政府が動くチャンスはあったはずだ。

2021年6月1日午前8時過ぎ、菅は首相官邸で開いた健康・医療戦略推進本部の会合でこう強調した。

「新型コロナ対策の切り札はワクチンだ」

「ワクチンを国内で開発・生産し、速やかに接種できる体制を確立しておくことは、国民の健康保持はもちろん、危機管理上も極めて重要だ」

このあとに閣議決定した「ワクチン開発・生産体制強化戦略」（以下ワクチン強化戦略）に関する関係閣僚らの議論を受けて語ったものだ。欧米に比べてワクチンの導入が遅れ、コロナ禍からなかなか抜け出せない状況への反省がにじむ言葉だった。

ワクチン強化戦略を政府が閣議決定したことに対しては、業界からも一定の評価が聞こえた。日本でコロナワクチン開発を進めるスタートアップ、アンジェス創業者で大阪大学寄付講座教授森下竜一は日本記者クラブの会見で、「国家安全保障の立場で国のワクチン戦略が明確になったのは画期的」と評した。塩野義製薬社長の手代木功も「長期継続的な国家戦略として感染症に取り組む意思が明示されたのは大きい。実効性のある形で進めてもらいたい」と語った。

政府のワクチン強化戦略は、コロナワクチンの導入が遅れた要因として、

(1)最新のワクチン開発が可能な研究機関の機能、人材、産学連携の不足、
(2)ワクチン開発への戦略的な研究費配分の不足、
(3)輸入ワクチンを含め迅速で予見可能性を高める薬事承認の在り方等、
(4)特に第3相試験をめぐる治験実施の困難性、
(5)ワクチン製造設備投資のリスク、
(6)シーズ開発やそれを実用化に結び付けるベンチャー企業、リスクマネー供給主体の不足、
(7)ワクチン開発・生産を担う国内産業の脆弱性、
(8)企業による研究開発投資の回収見通しの困難性、

以上、8点を挙げた。恐らくその問題認識は正しい。そして、「必要な施策」として、「世界トップレベルの研究開発拠点形成」「治験環境の整備・拡充」「薬事承認プロセス迅速化と基準整備」「ワクチン製造拠点の整備」など9項目を掲げる。個別には、どれももっともな話だが、こ

れで本当に次の災厄は免れるのだろうか。

ワクチン供給に動き出した国内勢

遅々として進まないのが国産ワクチンの開発だ。コロナワクチンを巡って欧州連合（ＥＵ）が輸出を制限したことからも分かるように、危機管理の観点からワクチンを国内で製造・供給できるようにする必要性は高い。ただし、研究、開発、供給のすべてを日本で行う必要があるかどうかは別の問題だ。

「（世界の）メガファーマの中で自社の研究に基づいてコロナワクチンの開発を進めているのは1社だけだ。われわれは早い段階で、速やかにワクチンを開発するには外部から導入すべきと結論を出し、米ノババックスと米モデルナとの協議を進めた」

２０２１年６月29日に開かれた武田薬品工業の定時株主総会で、社長クリストフ・ウェバーは胸を張った。

同日時点で武田薬品はモデルナワクチンについて、５０００万接種分を輸入して国内供給を進めていた。ノババックスのワクチンについては技術移転を受け、２億５０００万接種分を山口県の光工場で生産し、22年の国内での承認取得・供給開始をめざす考えを示した。

「日本での供給量が十分であれば、ノババックスとの契約を拡大して、（武田薬品が製造したワクチンを）他国にも供給していきたい」

ウェバーはこう語った。

確かに、米ファイザーのワクチンはドイツのビオンテックが生み出したものであり、英アストラゼネカもオックスフォード大学との提携でワクチンを手に入れた。逆に多様なワクチンの技術のすべてを1社で研究するのは困難だ。ワクチンの製造と供給を担える企業は目利きを生かしてシーズを確保することが重要だ。その出所が「日本」であれば、知的財産にかかる費用が日本から流出しないという点で望ましいことかもしれないが、必要条件とはいえまい。

アストラゼネカは2020年の早い段階から日本の政府や企業と交渉し、原液の製造ではJCRファーマと契約、製剤化では第一三共、KMバイオロジクスと契約した。つまり2021年5月に日本で特例承認されたアストラゼネカのワクチンも、立派な国産ワクチンだ。

国内企業によるコロナワクチン開発の取り組みとしては、第一三共が東京大医科研などとmRNAワクチン、塩野義がUMNファーマと組み換えたんぱく質ワクチン、アンジェスが大阪大とDNAワクチン、明治ホールディングス傘下のKMバイオロジクスが伝統的な不活化ワクチンについて、それぞれ臨床試験を行っている。

2021年12月初めの時点で、塩野義は2021年度内、武田薬品のノババックスワクチンが2022年初頭の供給開始をめざすとしており、続いて第一三共とKMバイオロジクスがそれぞれ2022年に供給を開始する計画だ。国産ではないが、田辺三菱製薬も連結子会社であるカナダのメディカゴが製造した組み換えたんぱく質ワクチンを、2022年3月までに日本での承認申請をめざすとしている。

ただし、すべてが計画通りに承認取得に至るかどうかは分からない。例えば、２０２０年6月に真っ先に臨床試験を開始したアンジェスは、臨床試験で想定通りの効果が得られなかったとして有効成分の量を増やした別の製剤に切り替え、実用化時期も２０２３年に先送りしている。塩野義や武田薬品も２０２１年度内に承認は得られず、田辺三菱の国内での申請も２０２２年度にずれ込んだ。

また、日本国内でワクチンを製造できるようになれば危機管理が盤石かというと、これも疑問だ。自然災害なども視野に入れると、近隣国とのネットワークでワクチンを確保していく対策も必要だろう。

治験も同様だ。日本は感染者数が多くないので大規模な比較試験の実施が困難だと指摘されてきた。しかし、米国の国立衛生研究所とワクチンを共同開発したモデルナは別として、ファイザー、アストラゼネカは大規模比較試験を1つの国だけで行ったわけではない。流行地域を加えるとともに、被験者数を確保するためにも、複数の国が参加する形で治験を行うのが迅速開発には重要だ。

「オールジャパンと強調しすぎると、オンリージャパンのリスクにつながる」

東大医科研の石井は政府のワクチン戦略を議論する会議で、こうくぎを刺した。日本発のシーズに対して、日本だけで治験を行い、日本国内のみに供給するというやり方はグローバルスタンダードから逸脱しているのだ。

ワクチン後進国の汚名

不活化ワクチンは体内で抗体をつくり、侵入した病原体を排除し、発症や重症化は抑制できるが、体内に病原体が侵入して感染するのを妨げることはできないとされる。ところがｍＲＮＡワクチンはのどや鼻などの粘膜面にも免疫を誘導して、感染そのものを妨げる効果があることが分かってきている。

そうであれば、より抜本的な予防策として、インフルエンザに対しても、ｍＲＮＡワクチンが使われるようになる可能性がある。インフルエンザワクチンによって一定の収益を確保してきた国内ワクチンメーカーも、ｍＲＮＡワクチンなどのイノベーションに乗り遅れれば存続できなくなる可能性がある。むしろ、イノベーションに取り組んで競争力の高いワクチンを開発し、海外にも展開を図るというのがあるべき姿だ。

言うまでもなく感染症に国境はない。対抗手段であるワクチンも本来、国を越えて流通すべきものだ。

「(予防接種の制度が国によって異なるため) ワクチンは医薬品と違って、国家間で規制が調和されていないという問題もある」

欧州製薬団体連合会日本支部 (EFPIA Japan) ワクチン部会長の松本慎次は、こう指摘する。

政府のワクチン戦略には、薬事承認プロセスの見直しも盛り込まれている。これを機会に取り組むべきは、ワクチンの規制をグローバルに調和させ、さまざまな国で開発が進められているワクチンを、国を越えて融通し合える体制をつくっていくことだろう。

もう一つの課題はワクチンビジネスの魅力を高めて、プレーヤーを増やすことだ。ワクチンを国内で流通させるには薬事承認を得る必要があるが、それだけでは実質的にビジネスにはならない。公費負担の「定期接種ワクチン」にならなければ市場規模は大きくならないが、新しいワクチンの開発を進める段階では、定期接種の対象になるかどうかは分からない。

子宮頸がん予防用のヒトパピローマウイルスワクチンである「サーバリックス」は２００９年10月、同じく「ガーダシル」は２０１１年７月に厚労省から承認を得たが、定期接種になったのは２０１３年４月から。ロタウイルス胃腸炎を予防するロタウイルスワクチンの「ロタリックス」は２０１１年６月、「ロタテック」は２０１２年１月に承認されたが、定期接種になったのは２０２０年10月からとなった。

つまり、日本市場向けに開発を進める段階では、その市場性が見通せないのだ。大規模な治験を行って承認されても、いつになったらどのぐらいの市場が期待できるのかが分からないようでは、投資を回収する算段ができず、投資しようというプレーヤーは出てこない。この結果、グローバルなワクチンメーカーは日本市場にそっぽを向き、国内ワクチンメーカーは新規ワクチンの開発に着手するのを躊躇してきた。日本が「ワクチン後進国」と呼ばれる事態を招いてきたのはこうした事情からだ。

米国にはAdvisory Committee on Immunization Practices（ＡＣＩＰ）というワクチン接種に関する諮問委員会があり、ガイドラインを示したり、ワクチンの品質・安全性のモニタリングを行ったり、米国疾病予防管理センター（ＣＤＣ）や米国保健福祉省（ＨＨＳ）といった政府機関に対して予防接種を推奨したりしてきた。まさにワクチン政策の司令塔といえる組織だ。だが、残念ながら日本にこれに相当する組織はない。

ワクチンに対する国民の理解を促すためには、国際協調を通じて有効性や安全性に対するしっかりしたエビデンスを構築し、情報発信していくことが何より重要だ。その役割をメーカー任せにするのではなく、政府内に司令塔の機能を設け、ワクチンの開発、供給の旗振り役を果たすことこそ、次のパンデミックに向けた備えとしてなすべきことだろう。

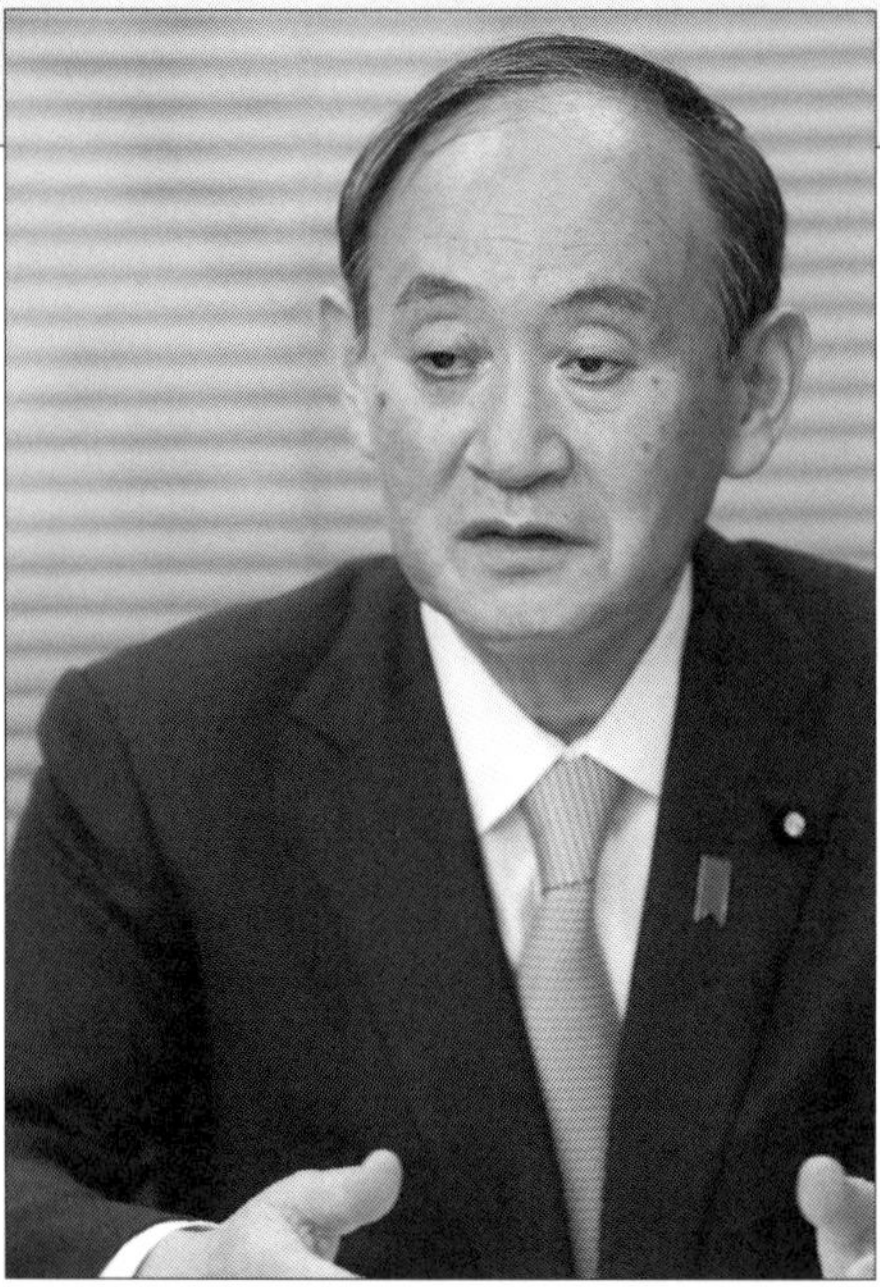

菅義偉・前内閣総理大臣インタビュー

非常時は国内だけの視点では克服できない

「これは結局、ワクチンだな」

安倍内閣の官房長官として、2020年9月14日からは第99代総理大臣として新型コロナ対策に奔走した菅義偉氏にインタビューした。2021年10月に退陣した菅氏は相変わらず精悍な表情だった。省庁の縦割りを超えてトップダウンで一気に進めたワクチン調達・接種の一大作戦について自負を込めて振り返っていただいた。

——官房長官、そして総理在任中は新型

コロナとの闘いに明け暮れました。特にワクチンの確保と接種態勢整備に奔走された印象が残っています。ワクチンを強力な武器にしようという考えはどのあたりからもたれていたのですか。

「最初に中国・武漢で新型コロナが発生したとき、私は官房長官として危機管理の責任者を務めていたので、中国にいた邦人帰国の陣頭指揮を執りました。クルーズ船の横浜接岸に際しても、総理の命で陣頭指揮を執ったのですが、当初は病気の正体が全く分からず、非常に恐怖感のある状況でした。

それで緊急事態宣言を全国一律に出したのですが、その結果、２０２０年４～６月のＧＤＰ（国内総生産）が戦後最大の下落となりました。そういうことを経験して、国民の「命」と「暮らし」を守るため、感染対策だけでなく、経済社会への影響を考慮しながら、より効果がある対策を行っていかないといけないという思いに至りました。」

「海外の感染状況もずっと見ていたのですが、コロナ対応では海外の方がずっと先行していました。日本より厳しいロックダウンを実施して、外出禁止をして罰金まで科していました。にもかかわらず、収束しなかった。海外で落ち着いてきたのは、ワクチンを接種してからでした。

いろいろな情報を収集して見ていると、１人でも多くの人に１日も早くワクチン接種することが重症化を抑え、命を救って国民の暮らしを守ることに直結すると気付きました。それでワクチンに懸けようと思ったわけです。『ワクチン一本足打法ではないか』と言われましたが、自分としてはこれが失われた日常を取り戻すための最短の道だと思ったわけです。

ワクチン接種では医療関係者を優先するのは当然ですが、専門家からは『ハイリスクの65歳以上の高齢者の人も優先すべき』という声が出ました。65歳以上の人は確か3600万人ぐらいですが、まずはその人たちへの2回接種を7月いっぱいに終えるよう計画を立てました。そのために、1日100万回接種するという挑戦的な目標を敢えて掲げました。」

――2021年4月に予防接種が本格的に始まったとき、海外からの輸入ワクチンの安全性を懸念する声も出ていました。その中でどう決断したのですか。

「イスラエルや米国、英国などの状況を見ていて、これは結局、ワクチンだなと思った。ロックダウンしてきた国々が2回接種で接種率が40％に達すると、雰囲気が変わってきた。ある意味で私も暗中模索でしたが、ワクチン接種率が高まればこうなるのだなと思いました。

そうなると、各国によるワクチン争奪戦になるわけです。特にファイザー、モデルナのワクチンは重症化しにくいなど成績がすごく良かった。EUはワクチンの域外輸出に関して許可制度を設けましたが、EUからの輸出の半分以上は日本向けだったんです。許可制度の導入は日本にとって厳しかったのですが、国を挙げて、まさに全力で取り組んで確保しました。」

「ワクチン接種でも、厚労省だけに任せるのではなく、100年に一度の非常事態でしたから、やはり政府を挙げて取り組むべきだと考えたのです。最初は1日20万回しか接種できていませんでした。それで私は『1日100万回やる』とぶち上げ、総務省に指示したわけです。総務大臣を呼んで『総務省も参戦してくれ』と要請しました。

私は国会議員になる前に横浜で市会議員の経験があったので、役所の仕組みが分かっていました。予防接種の行政は縦割りです。全体を調整するのは市町村長で、そこと緊密に連携をしているのは総務省ですから、総務省に参戦させようと思ったのです。」

「それと職域接種ですね。産業医という制度があり、企業には医者がいる。『企業で打ってくれるなら条件は付けない。取引業者でも家族でも協力会社でも、全部やってくれ』となった。とにかく1日100万回と大風呂敷を広げたものですから。『国が強制してやるのはおかしい』とマスコミに騒がれました。でも、ワクチンを打てば効くわけだから、みんな理解してくれるはずだ。そういう考え方でやりました。

そうすると今度はワクチンの打ち手が全然足りないという。『それなら歯科医師にやってもらえばいいじゃないか』と言うと、『法律上、医師と看護師しか（注射が）できない』となっているというのです。それは、誰が見てもおかしいでしょう。だって歯科医師は麻酔注射を打ちます。臨床検査技師も採血をやるのだから、と検討させましたが、結構、抵抗がありました。」

ファイザーのブーラCEOへの直談判

――医師法をはじめ、既存権益みたいなものを壊していかないと1日100万回は無理だったのですね。

「(ワクチンを) 打てば重症化しない、亡くならない。それを支えに、既存の制度にとらわれることなく、接種の加速化につながることは徹底的に取り組みました。」

――日本企業による国産ワクチンがなかなか実現しない中で、ワクチンを確保するためにファイザーのCEOに直談判されたりもしました。

「とにかくスピードとの戦いでした。何カ月か待てば国産ワクチンが使えるようになるといった状況ではない中で、臨床試験で高い効果が示されていたのはファイザーとモデルナでした。ですから、ワクチン確保も厚生労働省任せではなくて、外務大臣に頼んでEUの委員長に電話してもらい、阿達雅志・総理大臣補佐官や河野太郎ワクチン担当大臣を動員して交渉してもらいました。

それでも足りなかったので、4月に訪米をしたときにファイザーのブーラCEOに電話して談判して、結果として5000万回分を追加購入することができました。それで連休明けに『1日

100万回』の目標を掲げることができました。」

「あのとき、ブーラさんと話をしたのはよかった。あの後、6月に平均110万回、7月に150万回まで行ったのですが、7月にあまりにも接種が進みすぎて、一部の自治体で8月の予約を受け付けられなくなった。そのときちょうど、東京五輪の開会式にブーラCEOが来ていた。ファイザーは東京オリンピック・パラリンピックの世界の選手団にワクチンを寄付していましたから。

ブーラCEOが日本に来ているのなら会ってみようと思って、迎賓館での朝食に招待すると、本人が来るというから、これは脈があるかなと（笑）。

迎賓館には和風別館というのがあって、日本庭園の池でコイが泳いでいます。そこに連れて行くと、ブーラさんは『見たことがある』と言うのです。『確か、トランプ大統領が餌を撒いているところをニュースで見た』と。それで、同じように餌を用意させて、『どうぞ、撒いてください』と言った。

こうしてワクチンを確保できて、ぎりぎりで間に合いました。9月に対象者の半分近くが2回目の接種を終えた頃、ワクチンのおかげで10万人以上が感染せずに済み、8000人を超える人が亡くならずに済んだ、と厚労省が発表しています。それは、本当に国民の命を救うための戦いだったと思います。」

――ファイザーのワクチンに関しては、厚労省が日本での臨床試験を求めなければ、もっと早くに接種を開始できたという見方があります。

「『日本人による国内治験を行いなさい』という厚労省の指示で数百人の試験をやって3カ月接種が遅れました。

ただ、今の日本の仕組みでは、国内治験をなしにするのは無理だったと思います。私も突破しようとしたのですが、ワクチンをめぐっては過去からの厳しい歴史の積み重ねがありましたから。(ワクチン禍の)裁判で国が負けた経験があったので、非常に厳しかった。彼らは責任を取らざる得ない立場にあるので、可哀想な面もありました。『俺が責任取るからやれ』と何回も言ったのですが。」

「特に、ファイザーとモデルナのワクチンは、メッセンジャーRNAという新しい技術を使っていたので、2020年12月に予防接種法を改正した際、国会で「国内治験をやれ」という付帯決議がついてしまいました。国会は無視できません。それで『ワクチンの導入が遅い』と批判されるのですから。通常であれば国内治験も1年以上かかるところを、最低限にとどめて何とか3カ月遅れで済ませたのですが。」

治験を含め、国際化できていなかった

――6月にワクチン開発・生産体制強化戦略を策定されました。

「あれは厚労省じゃなくて（内閣総理大臣）補佐官の和泉（洋人）にまとめさせました。今年度の補正予算で5000億円確保して、世界でトップレベルの創薬ができるようにします。日本のワクチンメーカーはこれまでは日本でしか治験をやってきませんでしたが、アジアとかで治験をできるようにする。ベンチャーも育成します。」

――厚労省任せでは難しかったということでしょうか。

「各省庁が縦割りになっちゃうからですよ。厚労省だけじゃなくて、文科省も経産省も関わることでしょう。それが厚労省から室長を出すと、文科省とか経産省が全然協力しないということになってしまう。だからああいうのは政治主導でなければ無理なのです。」

――強化戦略を策定して、次のパンデミックに向けてある程度手は打てたという感じでしょうか。

「そうですね。種をまいたわけですが、あとはそれをどう育てていくかということが今後重要だと思います。また、安全をどう考えるかということも大切でしょうね。国内治験をどうするか。私は国会の付帯決議がなければ、国内治験なしで接種したい気持ちでしたが。ファイザーは数万人規模の治験をやって、その中には日系人も何人かいたと聞いています。彼らはそれで日本で承認されると思っていたのでしょう。」

――そういう点で日本はグローバルスタンダードと違って保守的な感じがあります。

「世論やメディアもそうなんじゃないですか。感染が拡大してくると、社会経済に与えるマイナスの影響を度外視して、可能な限り厳しい感染対策を求める傾向が強いですから。」

――新型コロナを経験してさまざまな課題に直面しましたが、次のパンデミックに備えての最も大きな教訓は何でしょうか。

「やはり日本国内だけで見てはだめだということでしょうね。今回の感染症は、世界を見ての対応が必要だと思います。日本は世界と比べると感染者が圧倒的に少なかった。それでもやれ、やれと言われて緊急事態宣言というのをずっとやっていた。世界の動きをもっと見るべきです。

それから、先ほどありましたように、緊急時におけるワクチンや医薬品の承認のあり方ですね。特にワクチンについては、行政も製薬会社も非常に後ろ向きでした。もう1つは緊急事態のときの医療体制というのは、行政で基本計画を作っておかなきゃだめだった。備えが十分にできていませんでしたね。」

「10年ほど前にH1N1型の新型インフルエンザが流行しましたが、あまり大したこともなかったため、それで得られた教訓がその後全然活かされなかった。今回の反省を踏まえ、もう一度、パンデミック感染症に対する備えを徹底して議論し、再構築していくべきだと思います。」

（写真撮影：鈴木愛子）

第3章

ワクチンとモダリティ

——イノベーションの大波にどう立ち向かうか

「COVID-19向けのワクチンの開発には世界中で100社以上が名乗りを上げているが、デング熱ワクチンでは武田薬品の製品が最も発売に近いところにある」

（ラジーブ・ヴェンカヤ、武田薬品グローバルワクチンビジネスユニット・プレジデント＝当時）

創薬ベンチャーの時代

製薬企業の間で、2010年代の半ば頃から急速に市民権を得た言葉に「モダリティ」がある。もともとは医療機器のX線コンピューター断層撮影装置（CT）や磁気共鳴画像診断装置（MRI）、陽子放射画像診断装置（PET）、超音波画像診断装置などの装置の種類を称していた言葉だったが、製薬業界では「低分子化合物」「ペプチド」「抗体」「核酸」など、治療に用いる物質の種類の違いを「モダリティ」と称している。

漢方薬が主流だった時代はともかく、近代的な医学が確立されてからは、医薬品の主流は有機合成などの手法で合成された低分子化合物が占めてきた。ところが１９７０年代にバイオテクノロジーが革命的な進化を遂げ、様相が一変した。

１９７３年、米スタンフォード大学のスタンリー・コーエンと、カリフォルニア大学のハーバート（ハーブ）・ボイヤーが大腸菌を使った実験を行い、遺伝子組み換え技術を発明した。

動物から抽出したり、ヒトの尿などから精製したりした生理活性物質を使った医薬品はそれまでもあった。例えば、ブタの膵《すい》臓から抽出したインスリン製剤は、１９２０年代に米国で発売されている。だが、ヒトのたんぱく質とのわずかな違いから免疫反応を引き起こし、炎症などの副作用に苦しむ場合があった。何より生産量が限られ、極めて高価な代物だった。

遺伝子組み換え技術は、細胞を小さなたんぱく質工場に変え、生理活性たんぱく質から成る医薬品や、酵素や抗体を使った診断薬、洗剤用酵素などの工業製品が入手できるようになると期待された。その可能性に目を付けた投資家が研究者を口説き、次々とベンチャーを立ち上げた。

その草分け的存在が、投資ファンド出身のロバート・スワンソンが、遺伝子組み換え技術の発明者であるハーブ・ボイヤーと１９７６年にサンフランシスコで設立したジェネンテックだ。同社は１９７８年にヒトインスリンを遺伝子組み換え技術でつくり出すことに成功し、１９８２年に初めての遺伝子組み換えたんぱく質医薬（バイオ医薬）として米食品医薬品局（ＦＤＡ）の承認を受け、１９８３年に「ヒューマリン」として発売した。ジェネンテックは１９８０年10月に新規株式公開（ＩＰＯ）し、初のバイオベンチャー上場としてウォール街の話題をさらった。

１９８１年３月、新型コロナウイルスの検査としてすっかり有名になったＰＣＲ（ポリメラーゼ連鎖反応）を発明したキャリー・マリスが所属した米シータス社がＩＰＯで約１億２０００万ドルを調達した。この調達額は、その前年にアップル・コンピューターが打ち立てた１億１２０ドルの記録を抜き去るものだった。ウォール街にはバイオの嵐が吹き荒れた。

バイオ医薬品に乗り遅れた日本企業

１９８６年、ＦＤＡは世界で初めてのモノクローナル抗体医薬を承認した。免疫細胞であるＴ細胞の表面にあるＣＤ３という分子を標的とする「オルソクローンＯＫＴ３」（ムロモナブＣＤ３）だ。ジョンソン・エンド・ジョンソン傘下のオルソ・バイオテック・プロダクツが開発した。

抗体はほぼすべての脊椎動物が持つ免疫システムで、体外から侵入した異物を排除するために体内でつくられる。抗体は免疫グロブリン（Ｉｇ）といい、ＩｇＧ、ＩｇＭ、ＩｇＡ、ＩｇＥ、ＩｇＤの５種類があり、それぞれ異なる働きを有している。

このうちＩｇＧは血液中に最も多く存在し、長時間血液中にとどまって侵入した細菌や毒素な

図表2　**キメラ化、ヒト化の抗体改変技術**

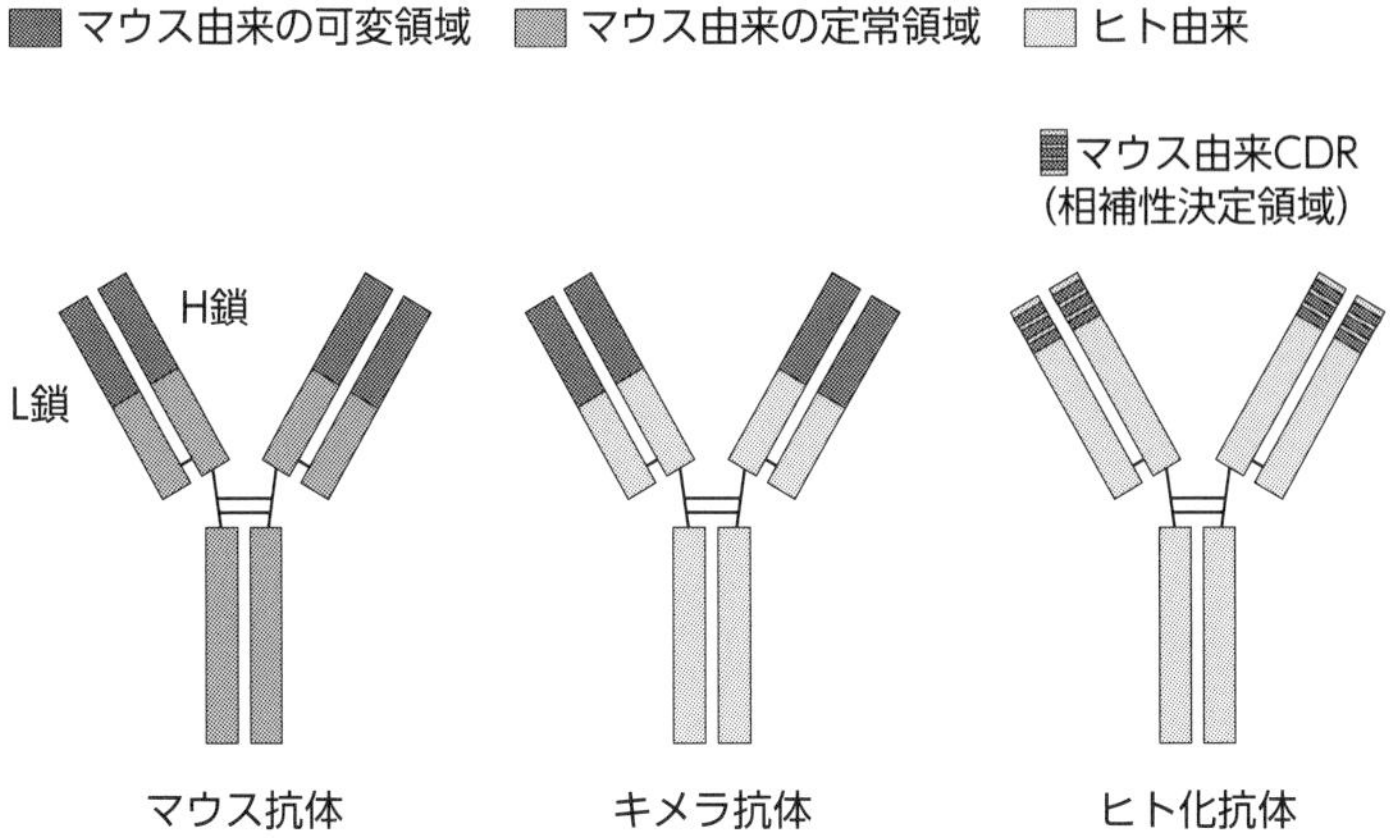

ど、特定の異物に強く結合して排除する。そこで、発病や発症に関わる物質に強く結合する抗体を作製して投与することで、その物質を排除して治療につなげようというアイデアが出てきた。それが抗体医薬のコンセプトだ。ムロモナブＣＤ３は、腎臓移植時にＴ細胞による免疫拒絶反応を抑えることを狙った。

ところが、ムロモナブＣＤ３の場合はマウスにつくらせた抗体の遺伝子を元に抗体医薬を作ったことから、マウスに由来するたんぱく質が含まれていた。ヒトの免疫システムはこれを異物と見なして拒絶反応を示し、一定の割合で重篤な副作用が現われた。

これを克服する技術として考案されたのが、キメラ化、ヒト化と呼ばれる抗体改変技術だ。キメラ化というのは、マウスに作らせた抗体の遺伝子のうち、抗原に応じて遺伝子配列が異なる可変領域だけをヒトの抗体の遺伝子に移植することだ。これにより、ヒトの体が異物として認識する動物由来の部分を大きく減らせる。

さらに可変領域のうち、実際に抗原に結合する「相補性決定領域（ＣＤＲ）」と呼ばれる部分の遺伝子配列だけをヒトの抗体遺伝子に移植するヒト化技術も登場した。ヒト化抗体の方が、さらに免疫原性を減らすことができる。これらの技術の登場により、抗体医薬の市場は２０００年前後から本格的に広がり始めた。

以来、抗体医薬は医療用医薬品の市場を席巻し、２０１０年代に入ると売上高で世界トップ10の医薬品の半分以上を抗体医薬が占めるようになった。

「ブロックバスター」と呼ばれる、１製品で10億ドル以上を売り上げる医薬品の顔ぶれを見ても半分近くは抗体医薬をはじめとするバイオ医薬品だ。低分子化合物が主流だった２０００年頃には、旧三共の「メバロチン」や、武田薬品の「タケプロン」、旧山之内製薬の「ガスター」など、日本発の医薬品が世界売上高の上位に顔を出していたが、バイオ医薬品の台頭とともに日本企業は存在感を失っていった。低分子化合物に拘泥し、バイオ医薬品に出遅れたことが、日本の医薬品産業の競争力を低下させたといえる。

既存設備では製造できないモダリティ

新たなモダリティは、組み換えたんぱく質でできたバイオ医薬品だけではない。２０１０年代の半ばを過ぎた辺りから、核酸医薬や細胞医薬、遺伝子治療、ウイルス製剤など、新たなモダリティが続々と実用化し始めた。新たなモダリティが厄介なのは、既存の製造技術、製造設備では製造が困難なことだ。

特に低分子化合物とバイオ医薬品の原薬製造設備は全く異なるため、低分子化合物の経験しかない製薬企業はバイオ医薬品においそれとは手を出せなかった。今でこそ、医薬品製造開発受託機関（ＣＤＭＯ）と呼ばれる受託ビジネスが立ち上がり、多くの製薬企業がバイオ医薬の研究開発に取り組めるようになったが、歴史を振り返ると、２０００年以前にバイオ医薬の製造技術を有していた製薬企業は、日本では中外製薬や協和発酵工業とキリンビールなど一部企業だけだった（協和とキリンはその後合併して協和キリン）。

同じことがワクチンでも起ころうとしている。

古典的なワクチンとしては、生ワクチンや不活化ワクチンが使われてきた。その製造の際にはウイルスや細菌を増やす必要があり、例えばインフルエンザワクチンの場合は受精して10日ほどたったニワトリの卵を利用する。

これら古典的なワクチンに加え、遺伝子組み換え技術を用いて製造したたんぱく質をそのまま抗原として利用したり、ウイルスに似た構造の粒子（ＶＬＰ）にしたりしたワクチンは、

COVID-19の流行が始まる前に既に複数の企業が実用化していた。

モデルナや、ファイザーの共同開発相手であるドイツのビオンテックがワクチンに用いたmRNAは、ワクチンにおける新たなモダリティだ。アストラゼネカのワクチンに使われたウイルスベクターも、ワクチンでは2019年にエボラ出血熱ウイルス感染症を予防するワクチンが欧米で承認された例があるぐらいで実績は多くない。

アストラゼネカは2020年8月、オックスフォード大学と共同開発しているCOVID-19向けワクチンの国内供給で日本政府と契約した。容器への充塡や包装などの製剤化に関して、第一三共とその子会社と、明治ホールディングス傘下の Meiji Seika ファルマおよびKMバイオロジクスが行うと発表した。

第一三共とKMバイオロジクスは新型インフルエンザの流行に備え、約半年で全国民分のインフルエンザワクチンを開発・供給するために日本政府が行った助成事業に採択され、それぞれ2300万人分、5700万人分のインフルエンザワクチン製造体制を備えていた。その設備の一部を、アストラゼネカのワクチンの国内生産に提供する格好だ。

ただし、これらの製造設備は細胞培養法によるワクチンの製造用で、アストラゼネカのウイルスベクターワクチンとはモダリティが異なる。このため、ワクチン原液についてアストラゼネカは別途、JCRファーマに製造委託することにした。JCRファーマは遺伝子治療の研究を行っており、ウイルスベクターを用いるアストラゼネカのワクチンの製造に転用できたからだ。

アストラゼネカのワクチンは日本での大規模集団接種などでは多くは使われなかったことから、この話題はあまり注目されなかったが、新しいモダリティの製品を製造するためには、設備の確保が課題になる。

武田薬品がワクチン事業を再起動

武田薬品はモデルナのｍＲＮＡと、ノババックスの組み換えたんぱく質ワクチンという、２つの異なるモダリティを取り扱っている。その経緯について２０２２年初めまで10年間、武田薬品グローバルワクチンビジネスユニットのプレジデントを務めてきたラジーブ・ヴェンカヤが、21年11月のオンラインインタビューで次のように説明した。

「COVID-19の流行が始まってしばらくして、武田薬品のパートナーシップを使ってワクチンを日本に持ってくることができないかと日本政府から問い合わせがあった。『武田薬品はこういう企業と関係がある』と紹介すると、日本政府からのサポートがあった。パートナーの選定には幾つかの選択肢があった。技術とリスク、蓄積されたデータ、供給可能になるまでの時間、供給できる量などを基に検討し、トップの候補として上がってきたのがモデルナとノババックスだった」

「モデルナとノババックスの2社は異なるタイプのパートナーで、供給開始のタイミングにも技術にも違いがあると最初から認識していた。モデルナは臨床試験のデータを早く入手でき、その結果がポジティブなら早く供給を開始できるが、われわれにはｍＲＮＡの製造経験がなかった。技術を習得するのに時間もかかるし、新たな設備も必要になるので、日本での製造は容易でないと思った」

「ノババックスの技術はわれわれがノロウイルスワクチンの製造に使っている技術プラットフォームに近く、技術移転により迅速に日本で製造できるようになると考えた」

武田薬品は国内大手ワクチンメーカーの一角を占め、ワクチン事業の歴史は70年を超える。２０１０年代に入って再編が始まるまで、日本のワクチン大手の大半が財団法人や学校法人などの運営だったが、武田薬品は数少ない株式会社が運営するワクチン事業だった。

しかし、前述したように日本でワクチンは不遇の時代をかこってきた。予防接種禍訴訟などを経て、予防接種法改正のあった１９９４年、武田薬品はインフルエンザワクチンの生産をやめていた。

２０１２年１月１日、武田薬品はワクチンビジネス部を設立し、グローバルなワクチン事業に取り組むと宣言した。グローバルビジネスとして、再び強化しようというわけだ。ワクチン事業のトップは、途上国でのワクチン接種を推進するＧＡＶＩワクチンアライアンスの理事や、慈善団体のビル・アンド・ゲイツ財団のグローバルヘルスプログラムでワクチン・デリバリー・ディレクターを務めた医師のラジーブ・ヴェンカヤを招いた。

ちなみに前年の２０１１年には、ゲイツ財団でグローバルヘルスプログラムの総裁を務めていた山田忠孝が武田薬品のチーフメディカル＆サイエンティフィックオフィサー（ＣＭＳＯ）に就任し、２０１５年６月まで研究開発をリードした。

ヴェンカヤは「10年後に世界のトップクラスになる」と宣言すると、グローバルの開発品の選定に着手した。ノロウイルス感染症とデング熱に焦点を絞ると、ノロウイルスでは２０１２年に米リゴサイト・ファーマシューティカルズを、デング熱では２０１３年に米インビラージェンを買収して候補品を獲得した。

その後、全社的に研究開発の重点領域の見直しや、アイルランドのシャイアーとの経営統合が進められる中でもグローバルワクチン事業は生き残り、デング熱ワクチンＴＡＫ-００３、ノロウイルスワクチンＴＡＫ-２１４などのグローバル開発が進められた。COVID-19の流行が始まったのは、デング熱ワクチンで約2万人が参加する大規模な臨床試験を実施していたときだった。

「COVID-19向けのワクチンの開発には世界中で１００社以上が名乗りを上げているが、デング熱ワクチンでは武田薬品の製品が最も発売に近いところにある。２０２２年に発売できる候補を持っているのはわれわれだけだ。われわれにはデング熱ワクチンを世界になるべく早く供給する責任がある」

ヴェンカヤはこう語った。

つまり武田薬品がモデルナやノババックスとの提携という道を選んだのは、デング熱ワクチンにリソースを注ぎ込む必要があったからだ。モデルナのワクチンについては武田薬品が日本での承認取得の手続きを進めて供給を担った。ノババックスのワクチンについては、技術移転を受けて山口県の光工場で生産し、2021年12月に厚労省に承認申請を行った。承認され次第、国内供給を開始する計画だ。国民にワクチンを速やかに届けることが求められる中で、武田薬品の戦略はワクチンメーカーとしての1つの責任の果たし方といえる。

新しいモダリティmRNAの可能性

mRNAはCOVID-19向けワクチンとして初めて実用化されたモダリティだが、感染症やがん、その他さまざまな疾患への治療が検討されてきた。例えばモデルナは、COVID-19が流行する前の2017年、がんを対象とするmRNAの臨床試験を開始した。また、2016年にはアストラゼネカと提携し、損傷した組織を再生する治療薬として臨床試験を開始すると発表している。

そんなmRNAのワクチンとしての実用化に大きく扉を開いたのは、ハンガリー出身で新型コロナワクチンをファイザーと共同開発したビオンテックの上級副社長であるカタリン・カリコと、かつてカリコが所属したペンシルベニア大学で教授を務めるドリュー・ワイスマンだ。

特定のたんぱく質をつくるよう命じたりする遺伝情報は、核酸分子の「塩基」と呼ばれる部分の配列に記録されている。核酸はリン酸と糖、塩基の3要素で構成され、糖にはデオキシリボースとリボースがある。糖の部分がデオキシリボースからなる核酸はＤＮＡと呼ばれ、リボースからなる核酸はＲＮＡと呼ばれる。

人を含む多くの生物の遺伝情報はデオキシリボ核酸（ＤＮＡ）からなる二重らせんの塩基の配列に遺伝情報が書かれている。そのＤＮＡの塩基配列を写し取ってつくられるのがｍＲＮＡで、ｍＲＮＡを鋳型にしてたんぱく質がつくられる。

したがって、ＤＮＡやｍＲＮＡをヒトに投与すれば、それらが鋳型になってたんぱく質をつくり出すというコンセプトは古くからあった。ただ、ｍＲＮＡは安定性に乏しく、生体内ですぐに分解される。脂質でできた粒子に封入すると分解されにくくなることが分かったが、ｍＲＮＡを生体内に投与すると過剰な炎症反応を引き起こすことが問題として浮上した。

これに解決の道を見いだしたのがカリコとワイスマンだった。ＤＮＡやＲＮＡが体に侵入すると、病原体に対する自然免疫という生体の防御反応が働く。だが、自己のＤＮＡやＲＮＡに対しては、そのような免疫反応が生じない。カリコらが２００５年にイミュニティ誌に発表したのは、自己のＲＮＡが免疫を回避する仕組みだ。

その１つが、ｍＲＮＡを構成する核酸分子のうち、「ウリジン、つまりウラシルを塩基に持つ核酸」を少し異なる「シュードウリジン」という物質にすることだった。

カリコは不屈の研究者だ。30歳となった１９８５年に祖国ハンガリーから米国に移住した。１９８９年にペンシルベニア大学のペレルマン医学部に入学し、１９９７年にワイスマンとの共同研究を開始した。だがその過程で、研究費が得られずに地位を失った時期もあった。

慶應義塾大学医学部の卒業生らが設立した慶應義塾医学振興基金は2021年度の慶応医学賞をカリコに贈った。2022年2月15日に行われた受賞記念講演ウェビナーで、聴講者との質疑応答があった。

聴講者「あなたは失敗したとき、どういう判断をしたのか？」

カリコ「私は失敗していない。職を続けられなくなるのは、新しい仕事に移るチャンスだった」

国立研究開発法人・科学技術振興機構理事長を2022年3月まで務めていた名古屋大学元総長の濵口道成はこのやり取りを聞いて、日本人社会との違いを感じた。

「日本は縦割り社会なので、失敗が許されない。縦割りは、高度経済成長期には効果的なシステムだったが、それが今の日本の弱点になっている」

濵口は2022年4月、国産ワクチンの研究・開発・製造の司令塔となる先進的研究開発戦略センター（SCARDA）のセンター長に就任した。

少し話がずれたが、カリコ、ワイスマンらの発見を受けてmRNAの実用化研究が動き出した。また、同年にはトルコ系ドイツ人ウール・シャヒンらがビオンテックを設立、2013年にカリコを上級副社長として迎え入れた。

一方、モデルナは2010年にハーバード大学のデリク・ロッシらによって設立されている。

ロッシはカリコらの論文を参考に合成したｍＲＮＡを用い、京都大学ｉＰＳ細胞研究所の教授である山中伸弥が見いだしたｉＰＳ細胞（人工多能性幹細胞）をより効率よくつくれたことを２０１０年に発表している。

山中は、「山中４因子」と呼ばれる４つの遺伝子を、レトロウイルスというウイルスを運び屋（ベクター）として用いて導入することにより、さまざまな細胞に分化する能力を持つｉＰＳ細胞を作製することに成功し、２００６年に発表した。ロッシはこの山中の研究を参考に、がん化のリスクなどが指摘されるレトロウイルスを使わずに済むよう、ｍＲＮＡを使って４因子のたんぱく質を細胞内でつくり出そうとした。だが、体外から入れたｍＲＮＡは異物と認識されて炎症反応が生じてしまった。そこでロッシらは、カリコらの発表を参考にしてｉＰＳ細胞をつくり出すことに成功した。

アカデミアの世界には、「巨人の肩の上に立つ」という言葉がある。新しい発見や発明は、先人が積み重ねた研究成果があるからこそ成し遂げられると、ある意味で戒めを込めた言葉だ。まさに巨人の肩の上に立ったからこそ、カリコやロッシたちは少しでも遠くを見通して、ｍＲＮＡワクチンの開発に取り組むことができたのかもしれない。そんな巨人を形作る成果を生んだ先人たちの中には、日本人研究者が存在することを改めて強調しておきたい。

ｍＲＮＡに取り組む日本勢

それでもCOVID-19向けワクチンが登場するまでは、ｍＲＮＡがワクチンとしてこれほど高い有効性を示すと考えていた人は少なかっただろう。だが、ｍＲＮＡというモダリティの成功を見て、新しいビジネスも動き出した。

武田薬品の研究所からスピンアウトした Axcelead Drug Discovery を傘下に持つアクセリード（神奈川県藤沢市、藤沢朋行社長）は米ベンチャーのアークチュルス・セラピューティクスと合弁でｍＲＮＡ医薬品・ワクチンの受託開発製造事業を行うアルカリスを設立。２０２２年3月に福島県南相馬市でｍＲＮＡ原薬工場の建設を開始した。２０２４年以降に年間10億人分のワクチン生産体制をめざしている。

バイオ医薬品のＣＤＭＯを手掛ける三菱グループのＡＧＣの子会社であるＡＧＣバイオロジクスも、ドイツの工場でｍＲＮＡ製造受託サービスの提供体制を構築すると発表している。

ｍＲＮＡは今後、さまざまな用途で破壊的な技術になる可能性がある。酵素や抗体など、たんぱく質でできた薬を投与する代わりに、ｍＲＮＡを投与して体の中で効率良くたんぱく質をつくり出すことができれば、製造コストの安価さで、酵素製剤や抗体医薬などのたんぱく質医薬に取って代わっていく可能性も否定できない。

モデルナは既にインフルエンザやジカ熱をはじめ、さまざまな感染症向けｍＲＮＡワクチンの臨床試験を開始している。ビオンテックも感染症ワクチンやがんワクチンの開発を手掛ける。日本のワクチンメーカーや製薬企業もこのイノベーションに乗り遅れると、バイオ医薬品で出遅れたのと同じ轍を踏みかねない。

ワクチンに関しては、田辺三菱製薬もグループ内でCOVID-19向けワクチンを開発している。同社は２０１７年にワクチン企業の阪大微研と合弁で、ワクチンを製造するＢＩＫＥＮを設立した。以前から阪大微研のワクチンの販売を手掛けてきたが、さらに関係を強化した。

ただし、COVID-19向けワクチンの開発を進めているのは阪大微研ではなく、カナダの子会社メディカゴだ。植物を用いて遺伝子組み換えたんぱく質を製造する技術を持つベンチャーで、田辺三菱は２０１１年に資本参加した後、２０１３年に子会社化した。

メディカゴの技術は、植物に感染するウイルスを用いて植物体内に遺伝子組み換えたんぱく質をつくらせるものだ。遺伝子組み換え技術により、組み換えたんぱく質を製造するように植物を品種改良するのではなく、植物に感染したウイルスがたんぱく質をつくり出すため、品種改良に時間をかける必要がなく、パンデミックが発生してから数カ月以内にワクチンを製造できる可能性がある。ワクチンの革新的技術の１つだ。

メディカゴは２０２２年2月24日、COVID-19向けに開発したワクチンについてカナダで承認を取得したと発表した。田辺三菱は、メディカゴのCOVID-19向けワクチンＭＴ‐２７６６について、グラクソ・スミスクラインの免疫賦活剤との併用で国内で臨床試験を行っており、日本での承認申請をめざしている。

東京大医科学研究所などと共同でCOVID-19向けのｍＲＮＡワクチンの開発を進めている第一三共は、数年前に抗菌薬などの感染症領域の研究から撤退した。北里研究所からインフルエンザワクチンなどの事業を譲り受けたが、ワクチン事業を手掛けているのは国内のみだ。COVID-19向けワクチンについても「まずは日本で供給する」としている。国内向けでは追加投与の臨床試験を優先して進めるとし、２０２２年中の実用化をめざしている。追加投与ではない被験者を対象にした最終段階の臨床試験は、海外などで２０２２年度上半期に開始する計画だ。

明治ホールディングス（ＨＤ）傘下のＫＭバイオロジクス（熊本市）は、COVID-19向けの不活化ワクチンの開発を進めている。２０１８年7月に日本最大手のワクチン・血漿分画製剤メーカーだった化学及血清療法研究所の事業譲渡により、明治ホールディングス傘下に収まった。明治ＨＤ医薬品事業は、明治製菓の多角化により１９４０年代からペニシリンの製造を行い、感染症領域を強みとしてきた。ＫＭバイオロジクスでは細胞培養技術を用いてコロナウイルスを増殖し、不活化ワクチンの開発を進めている。２０２２年12月に製造設備を完成させ、２０２２年中の実用化をめざして臨床試験を実施中だ。

この他にもアンジェスや、アイロムのグループのＩＤファーマなどが日本でワクチンの開発を進めているが、２０２２年3月末の時点で日本企業が製造したワクチンは、ＪＣＲファーマが原液を製造したアストラゼネカのワクチンだけで、それ以外はまだ承認されていない。

ＷＨＯが２０２２年1月12日までに「有効性と安全性の必要な基準を満たしていると評価した」ワクチンに、中国企業やインド企業が開発・製造した製品も含まれていることを考えると、国際貢献の観点からも、もう少し日本企業の存在感があってもよさそうだ。

新薬メーカーなどからなる日本製薬工業協会は２０２２年2月28日、「COVID-19ワクチンへのアクセスを早急に増やすための３つの優先事項」という声明を発表した。国際製薬団体連合会などとの共同声明だった。

「COVID-19ワクチン接種を展開する国の準備体制の支援を強化する」

「COVID-19ワクチンの公平な分配に貢献する」

「イノベーションの推進を継続する」

がその優先事項だ。だが、国内製薬産業、ワクチン産業の動きは鈍かった。もっと果敢にワクチン開発や製造に取り組む動きがあってよかった。

第4章

新型コロナ治療薬へのチャレンジ

「(イベルメクチンは)前臨床試験ではCOVID-19への治療効果を示す科学的根拠は示されていない。臨床上の有効性について意義あるエビデンスもない。また、多くの試験において安全性のデータの欠如が懸念される」

(米メルクの声明、2021年2月4日)

特例承認されたレムデシビル

ワクチンで後れを取った日本だが、治療薬ではどうだったか。

2020年5月7日、米ギリアド・サイエンシズの抗ウイルス薬レムデシビルが国内で特例承認された。5月1日に米食品医薬品局(FDA)がレムデシビルに対して、重症COVID-19疾患の入院患者を治療するための緊急使用許可（ＥＵＡ）を行ったことに基づいてのものだ。

ＥＵＡは正式に薬事承認するものではなく、緊急時にＦＤＡが未承認薬などの使用を許可したり、既承認薬の適応を拡大したりする制度だ。一方、日本の医薬品医療機器等法（薬機法）では、「承認制度が日本と同等水準である外国で販売されていること」などを条件に特例承認することができる。

米国でのＥＵＡを受けてギリアドの日本法人は日本で承認申請を行い、申請からわずか数日で特例承認された。通常、医薬品の承認審査は申請から1年程度、早期承認制度の対象品目でも半年程度はかかる。レムデシビルが数日で承認されたのは特例承認が適用されたからだ。

２０１０年1月、新型インフルエンザの流行下で、ワクチンを特例承認して緊急輸入した例がある。レムデシビルの特例承認に備えて政府は事前に政令を改正して、英国、カナダ、ドイツ、フランスだけだった「承認制度が日本と同等水準の国」に「アメリカ合衆国」を追加し、特例承認の対象となる医薬品を「新型コロナウイルス感染症にかかる医薬品」としていた。こうした経緯からも、レムデシビルの緊急承認が、いかに政治的テーマだったかがよく分かる。

メルクのモルヌピラビル

日本で、レムデシビルの次に新型コロナウイルスに対して正式承認の扱いとなったのは、ステロイド薬のデキサメタゾンだ。厚労省は21年7月に改定した「診療の手引き」に、デキサメタゾンを「日本国内で承認されている医薬品」として追記した。効能・効果の1つに重症感染症があることから、メーカーによる承認申請手続きは経ずに追加される形となった。

ちなみに、デキサメタゾンに対しては、英国でCOVID-19重症患者への比較試験が行われ、この結果に基づいて、米国でもFDAがCOVID-19のガイドラインにデキサメタゾンを追加している。

21年4月、やはり関節リウマチなどに対して承認済みの日本イーライリリーの「オルミエント」という薬がレムデシビルとの併用で承認された。そして同年6月、中外製薬が承認申請した抗体カクテル療法の「ロナプリーブ」が、軽症から酸素投与を必要としない中等症の患者に使える治療薬として特例承認された。ロナプリーブは同年11月から、濃厚接触者や無症状の陽性者に対して発症抑制の目的でも使えるようになり、静脈注射よりも扱いやすい皮下注射可能な製品も承認された。

米国ではオルミエント、ロナプリーブとも2020年11月にEUAを受けている。米国でEUAを受けた製品は日本で承認された品目よりも多いが、そもそも緊急時に使用を許可するEUAと、正式な薬事承認とは異なる。EUAは十分ではないデータに基づき暫定的に使用を認めるものなので、COVID-19に対するEUAを受けながら取り消しとなった製品も幾つかある。

米国でCOVID-19に対して正式に薬事承認された医薬品は22年2月末時点ではレムデシビルだけだ。一方、21年12月に米国でEUAが下りた経口の治療薬である米メルクの「ラゲブリオ」

（モルヌピラビル）は、日本でも12月中に特例承認された。

米ファイザーのニルマトレビルと抗ＨＩＶ薬リトナビルの併用療法も２０２２年１月に日本で申請がなされ、２月10日に「パキロビッドパック」の製品名で特例承認された。日本政府は申請前にＭＳＤ、ファイザーそれぞれと供給契約を締結していた。治療薬については、日本は米国にワクチンほどには立ち遅れていない。

期待のアビガン、イベルメクチン「有効性実証できず」

日本でCOVID-19向けに承認された治療薬のうち、レムデシビル、デキサメタゾン、オルミエントは別の疾患向けに承認済みまたは開発中だった薬を転用したものだ。レムデシビルは承認取得こそまだだったが、エボラ出血熱の治療薬として開発が進められていた。コロナウイルスによる感染症であるＳＡＲＳ（重症急性呼吸器症候群）やＭＥＲＳ（中東呼吸器症候群）への有効性を検証するための動物実験も行われていた。

既存薬の転用であれば、既に一定の安全性は確認されているので迅速に開発できる。化合物を見つけだし、改良しながら有効性や安全性を高めて、動物実験、臨床試験とステップバイステップに開発を進めると、治療薬でも実用化までに早くても数年から5年程度の時間はかかる。

このため、COVID-19の感染が拡大した２０２０年前半は、既存薬の転用で有効なものを見いだそうとする研究が、全世界の企業や研究者などによって進められた。

日本企業や日本の研究者が関わった医薬品で注目されたのは、富士フイルム富山化学が創製した抗インフルエンザウイルス薬「アビガン」、ノーベル賞受賞者でもある北里大学の大村智特別栄誉教授と米メルクの共同研究により創製された抗寄生虫薬イベルメクチン、膵《すい》炎の治療に古くから使われてきたカモスタット、ナファモスタットなどだ。いずれも製薬企業が臨床試験を実施したが、2022年3月末時点で承認に至ったものはない。

とりわけアビガンは安倍晋三首相（当時）がたびたび言及するなど、注目された。日本でCOVID-19が本格的に拡大し始めた20年3月後半に、富士フイルム富山化学が約100人の被験者数を目標に治験を開始した。また治験とは別に、藤田医科大学などによる観察研究という形で、20年2月以降、全国の医療機関でも広く使われた。観察研究で投与を受けた患者は1万人程度に上るとみられる。

だが、観察研究と治験が並行して行われる形になったため、企業による治験への参加者の確保が難しくなり、予定は遅れに遅れた。

結局、富士フイルム富山化学は20年10月にアビガンをCOVID-19に使えるよう承認申請したが、「二重盲検法」という臨床試験のスタンダードな方法にのっとっていなかったため、厚労省は同年12月に承認を見送る決断を下した。

20年10月に横浜市で開催されたイベントで講演を行った富士フイルム富山化学の執行役員は、アビガンの治験が「非常に困難だった」と明かした。観察研究で多くの患者に投与され、その多くが救われたとしても、それらの患者には他にもさまざまな治療が行われており、アビガンが治療の決め手になったのかどうかは分からない。

プラセボ（偽薬）や対照薬を投与した患者と比較して有効性を判断すべきだが、テレビやSNSを通じてアビガンの有効性が連呼されると、プラセボを投与されるかもしれない治験に参加する患者を集めるのが難しくなる。

二重盲検法は、薬を処方する医師にもそれが実薬なのかプラセボなのか分からないようにして試験する手法だが、患者を救いたい医師から反対の声が上がり、患者に対してのみ実薬かプラセボかの情報を伏せる単盲検の方法が取られた。

しかし、それでは医師が効きそうな患者を選んで実薬を投与する可能性があり、有効性を正しく評価できなくなる。富士フイルム富山化学は21年4月に二重盲検法による新たな臨床試験を開始したが、22年3月末時点でその結果はまだ明らかではない。

結局のところ、アビガンにしてもイベルメクチンにしても、ナファモスタット、カモスタットにしても、22年3月末時点では臨床試験で有効性、安全性を立証できていない。だが、特に経口薬のイベルメクチンやカモスタットは使いやすいこともあって、適応外の医薬品を「自費診療」として患者に提供している医療機関が多数ある。

新型コロナという緊急事態に、平時と同じ審査体制や手続きを求めていては救える命を救えなくなってしまうのは確かだが、一方で治療薬にもワクチンにも副作用はつきものだ。他に使える薬がなかったなどの言い分はあるかもしれないが、有効性や安全性を示す証拠（エビデンス）が確立されていない製品を流通させるのは問題が多い。

イベルメクチンについては、個人輸入を代行するインターネット通信販売サイトも登場している。エビデンスが不十分なイベルメクチンの利用は日本に限ったことではないようで、製造販売元の米メルクは21年2月4日、「(イベルメクチンは）前臨床試験ではCOVID-19への治療効果を示す科学的根拠は示されていない。臨床上の有効性について意義あるエビデンスもない。また、多くの試験において安全性のデータの欠如が懸念される」とする声明を出した。

同年3月、世界保健機関（WHO）も臨床試験での使用のみを推奨すると表明している。

国産抗体医薬アクテムラ

既存薬からCOVID-19向けに転用された日本発の医薬品に、中外製薬の「アクテムラ」（トシリズマブ）がある。インターロイキン（IL）-6はサイトカインと呼ばれる物質のうち、炎症に関わる物質として知られており、その働きを抑制する抗体医薬がアクテムラだ。細胞表面にあるIL-6受容体に結合して免疫反応を抑えることから、関節リウマチをはじめとする炎症性の疾患に使われてきた。

インフルエンザやSARS、MERSなどの感染症では、ウイルスを排除するために分泌されたサイトカインが過剰な免疫反応を起こし、重篤な臓器障害などにつながることが知られていた。COVID-19でも、重症化の引き金を引くのはサイトカインストームだと考えられている。

このサイトカインストームを抑える働きをするのがアクテムラだ。免疫細胞であるT細胞をがん患者に投与する腫瘍特異的T細胞輸注療法を行った際に、副作用として生じるサイトカイン放出症候群という過剰な免疫反応に対してもアクテムラを使用することが、日本国内では２０１８年、米国では２０１７年に承認されている。

「キメラ抗原受容体遺伝子導入T細胞療法（CAR-T細胞療法）」と名付けられたこの革新的ながん治療が承認された背景にはアクテムラの存在があるといっていい。CAR-T細胞療法に伴って、サイトカイン放出症候群が生じることは研究の初期段階から分かっていたが、サイトカイン放出症候群をアクテムラで抑え込めることも、臨床試験に関わった研究者らは早い時点で知っていた。

CAR-T細胞療法のパイオニアである米ペンシルベニア大学の教授カール・ジュンは２０１２年12月、それまでにペンシルベニア大学で10人の成人と、フィラデルフィア小児病院で２人の小児の血液がん患者にCAR-T細胞療法を実施し、９人の患者が治療に反応したと発表した。

その１人、当時６歳で急性リンパ芽球性白血病に対するCAR-T細胞療法の治療を受けた女児エマ・ホワイトヘッドはサイトカイン症候群を発症したが、アクテムラの投与により克服していた。ジュンは、自分の娘が関節リウマチだったため、サイトカイン症候群によって血中に増えるサイトカインのＩＬ−６を抑える可能性があるアクテムラの存在を知っていたのだ。

アクテムラの海外での販売権を持つスイスのロシュは２０２０年３月、重症のCOVID-19肺炎の入院患者に対する臨床試験を米国などで開始すると発表した。中外製薬も同年４月に日本で、COVID-19関連肺炎による重症入院患者を対象に、アクテムラの第３相臨床試験を開始した。

ロシュ、中外製薬が実施した臨床試験以外にも、英国の研究者が主導してCOVID-19入院患者約４０００人を対象とする大規模な試験も実施された。

これら試験に基づいて、ＦＤＡは２０２１年６月、アクテムラに対してCOVID-19入院患者を対象とする緊急使用許可（ＥＵＡ）を出した。７月にはＷＨＯもアクテムラを含むＩＬ−６阻害薬をCOVID-19重症患者に使用することを推奨している。中外製薬は２０２１年12月に厚労省にアクテムラをCOVID-19に使えるよう承認申請し、翌22年１月に承認を取得した。

アクテムラは中外製薬が創出した国産初の抗体医薬だ。抗体医薬というのは、体内の異物を排除するために免疫反応によってつくられる「抗体」を利用した医薬品だ。「抗原」と呼ばれる特定の物質にだけ結合して分解を促したりできるので、特定の分子を標的とする医薬品として利用されている。アクテムラは全身に炎症反応を生じさせるＩＬ−６を標的としている。

ロシュ傘下の強みを発揮した中外製薬

一方、２０２１年７月にCOVID-19の軽症者が使える初めての医薬品として日本で特例承認されたロナプリーブは、ロシュとのネットワークを通じて中外製薬が日本での開発・販売権を得たものだ。

中外製薬は２００２年10月、ロシュとの間で戦略的アライアンスを締結した。株式の51％以上をロシュが所有するものの、経営の独立権は維持し、ロシュやその傘下にある米ジェネンテックが創出したり、ベンチャーなどからグローバルの権利を獲得したりした医薬品の国内での販売権は中外製薬が第一選択権を持ち、中外製薬が創出・獲得した医薬品の海外での販売権はロシュグループが第一選択権を持つ関係となった。

ロナプリーブは、米リジェネロン・ファーマシューティカルズが２０２０年3月に開発を始めたCOVID-19向けの抗体2種類を一緒に使う治療薬で、１回の投与により重症化を回避する。２０２０年10月にはトランプ前大統領の治療に使われ、11月にＦＤＡからＥＵＡを受けた。

臨床試験実施中の8月、リジェネロンはロシュと共同開発などで提携した。12月に中外製薬が親会社のロシュから日本での開発・販売権を取得し、開発を進めた。つまりロナプリーブは、ロシュとのアライアンス体制が中外製薬にもたらした果実といえる。

ロナプリーブは、カシリビマブとイムデビマブという2種類の抗体を併用し、点滴注射することから「抗体カクテル療法」と呼ばれる。２種類の抗体はそれぞれ新型コロナウイルスのたんぱく質に結合してウイルスが細胞内に侵入するのを妨げる。ウイルスの細胞への感染を抑えられる抗体を中和抗体という。２つの抗体を併用することで、変異株に効果を発揮することを狙っている。

ただ、2021年11月に南アフリカで最初の感染例が報告され、その感染力の強さから瞬く間に世界中に広がったオミクロン株に対して、ロナプリーブは効果が減弱することが報告された。このため、厚労省は2021年12月に「診療の手引き」を改定する際、オミクロン株に感染していることが明らかな患者などに対しては「本薬剤の投与は推奨されない」と明記した。

新型コロナウイルスのスパイクたんぱく質（Sたんぱく質）を標的とするロナプリーブと同様の中和抗体薬でも、ソトロビマブはオミクロン株に対して有効とされる。ソトロビマブは英製薬大手のグラクソ・スミスクラインが、米国のヴィア・バイオテクノロジーと共同開発した新型コロナウイルスに対する中和抗体薬で、商品名を「ゼビュディ」という。21年5月に米FDAはソトロビマブにEUAを出し、日本では9月に特例承認された。

オミクロン株は約50カ所の変異を有しており、うち約30カ所はウイルスが細胞内に侵入する際に用いるSたんぱく質にある。エイズウイルスのように持続的に感染するウイルスでは変異の蓄積が見られることがあるが、コロナウイルスやインフルエンザウイルスは基本的に治癒すればウイルスは体内に残らないので、ここまで変異が蓄積するのは珍しい。

中和抗体薬と経口抗ウイルス薬

ロナプリーブ、ゼビュディという中和抗体薬はいずれもSたんぱく質を標的につくり出した抗体だ。モデルナ、ファイザー、アストラゼネカ、ジョンソン・エンド・ジョンソン、ノババックスのいずれのワクチンもSたんぱく質を抗原として利用し、体内でSたんぱく質に対する中和抗体をつくらせている。

新型コロナウイルスにはもちろんSたんぱく質以外のたんぱく質もあり、変異しにくいたんぱく質もあるが、Sたんぱく質はウイルスの表面にあってヒトの細胞への付着や侵入に重要な働きを持つため、ワクチンや中和抗体薬の開発で重視されてきた。ちなみに、欧州で２０２１年11月に承認された韓国セルトリオンの中和抗体薬「レッキロナ」（レグダンビマブ）も、Sたんぱく質が標的だ。

COVID-19流行初期の段階に、製薬企業や創薬研究者らがまず着手したのは、既存の医薬品の中にCOVID-19に使えるものがないか探すことだった。その後、ウイルスそのものや、その遺伝情報のデータが研究に使えるようになると、ワクチンや中和抗体薬の開発が進められた。

その一方で、当初から強く求められてきたのが抗ウイルス薬の開発だ。インフルエンザに対する「タミフル」や「ゾフルーザ」のように飲み薬で体内のウイルス量を減らすことができれば、病院での入院の必要がなくなる。

中和抗体薬には在宅で自分で注射できる皮下投与製剤も登場しているが、ワクチンを含め、注射が必要な医薬品は取り扱いも煩雑だし、流通や保存時に2度から8度といった低温にする必要があるものが多い。その点、経口薬は使い勝手も良く、ワクチンに並ぶCOVID-19克服の有力な武器として、早くから期待が高まっていた。

低分子経口薬のトップを切って日本で特例承認されたのは、米メルクの「ラゲブリオ」（モルヌピラビル）だ。米エモリー大学が出資するベンチャーが発明し、米メルクと米リッジバック・バイオセラピューティクスとが共同で開発した。もともとインフルエンザウイルスに対する経口治療薬をめざして動物実験が行われていた化合物だが、新型コロナウイルス向けに開発を加速させて成功した。

２０２１年11月に英国で初めて承認され、12月に米ＦＤＡがＥＵＡを出した。これを受けて、日本でも12月中に初めての経口コロナ薬として特例承認された。

モルヌピラビルは、感染したウイルスがヒトの細胞内で自分のコピーを増やす仕組みを標的にした薬剤だ。ウイルスの遺伝情報が書かれたＲＮＡを複製する際にエラーを生じさせて増殖を妨げる。

この作用機序と、臨床試験などの成績から考えて、メルク（日本法人はＭＳＤ）は変異株にも効果が期待されるとしている。ただし、動物実験の結果などから、「妊婦または妊娠している可能性のある女性には使用しないこと」とされている。

ちなみに、モルヌピラビルの臨床試験の中間解析の時点では、入院または死亡のリスクが48％減少するとされていたが、最終的なデータでは30％の減少にとどまった。

ほぼ同時期にモルヌピラビルを上回る臨床試験のデータを発表したのは、ファイザーの経口薬だ。３CLプロテアーゼという酵素を妨げるニルマトレビルの錠剤を、抗エイズウイルス薬のリトナビルと併用するもので、米国では「パクスロビド」、日本では「パキロビッドパック」という名称で流通している。２０２１年12月に米FDAからEUAを取得した。日本では22年2月に特例承認された。

日本発の経口抗ウイルス薬も

「人類にとって素晴らしい日だ」

ファイザーCEOのアルバート・ブーラがこう胸を張った。

２０２１年11月5日。米製薬大手のファイザーは開発中の抗ウイルス薬が、重症化リスクの高い新型コロナ感染症患者の入院と死亡のリスクを89％低減したとする臨床試験の中間解析結果を発表した際のことだった。

３CLプロテアーゼは、ウイルスの増殖に関わるたんぱく質をつくる際に働く酵素で、ニルマトレビルはその酵素を妨げて増殖を抑える。リトナビルを併用するのは、ニルマトレビルの分解を妨げて血液中の濃度を維持するためだ。半面、さまざまな医薬品との相互作用が警戒されており、使用にあたっては注意を要する。

経口抗ウイルス薬の開発ではこの他、米アテア・ファーマシューティカルズが創出した経口薬AT-527も期待されていた。RNAの複製に関わるRNAポリメラーゼという酵素の働きを妨げる抗ウイルス薬で、ロシュと中外製薬がその権利を得て開発を進めていたが、２０２１年11月、ロシュとアテアとの提携解消に伴って、中外製薬も開発を中止した。

塩野義の「S−２１７６２２」はファイザーのニルマトレビルと同じ、３CLプロテアーゼという酵素を妨げる薬剤だ。塩野義は、COVID-19が始まる前から北海道大学の人畜共通感染症リサーチセンターと共同研究を行っており、S−２１７６２２はその成果だ。

２０２２年２月７日、塩野義製薬社長の手代木功はCOVID-19に対する経口低分子の治療薬S−２１７６２２に関する説明会を開催し、次の点を明らかにした。

（１）軽症または中等症の患者と無症候の感染者69例を対象にした早期の臨床試験でS−２１７６２２はプラセボと比較して有意に高い抗ウイルス効果を示した

（２）限られた症例数による結果ではあるが、S−２１７６２２投与群では重症の患者が発生しなかった

（３）COVID-19の臨床症状の改善傾向が見られた

その後、２月25日には軽症と中等症患者４２８例を対象にした臨床試験の結果を発表するとともに、条件付き早期承認制度を利用して厚生労働省に申請したことを発表した。

４２８例のデータでは、抗ウイルス効果は確認できたものの、症状の改善は達成できていなかった。塩野義は並行して軽症と中等症のCOVID-19患者１２６０例を対象とする臨床試験なども行っており、結果が得られ次第、当局に提出するとしている。当局がこれらをもとにどのような

判断を下すかが注目される。

コラム

日本の製薬会社のルーツは江戸時代の商人ギルド

日本の伝統医学は漢方であり、しかも江戸時代には鎖国政策が採られたため、西洋医学を吸収する機会はほとんどなかった。流通する医薬品は国産品の和薬か、中国などからの輸入品である唐薬だった。

鎖国下の江戸時代、唐薬の流通はほぼすべてが長崎を経由し、大阪・道修町の薬種仲買仲間と呼ばれる組合（ギルド）を経由して全国に流通した。幕府は薬種仲買仲間を公認することによって、医薬品の真偽を保証しようとした。品質検査技術を有することから道修町の薬種仲買仲間は和薬の流通にも介在するようになっていった。

国内の大手製薬会社には、道修町の薬種仲買にルーツを持つ企業が多い。武田薬品、田辺三菱、小野薬品のほか、塩野義製薬も前身の塩野義三郎商店が道修町に誕生したのは1878年で、江戸時代から続く薬種仲買の塩野屋吉兵衛から分家したものだ。

明治時代に仲買仲間は解散させられ、西洋医学と共に「洋薬」と呼ばれる医薬品がドイツなどから入ってきた。これに伴い、大阪・道修町の他、東京・日本橋本町でも、洋薬を積極的に扱う薬種問屋が出現して業容を拡大した。

この時期に道修町の御三家として隆盛を誇ったのが、武田長兵衛商店、塩野義三郎商店、田邊五兵衛商店だった。東京の日本橋本町では、現田辺三菱製薬に合流する東京田辺製薬の前身、田邊元三郎商店、武田薬品に統合される小西新兵衛商店、日本たばこ産業傘下の鳥居薬品の前身である鳥居商店などが活躍した。

ドイツを中心に欧米では19世紀半ばから、低分子化学を中心とする医薬品産業が花開きつつあった。

ドイツのシエーリング（現バイエル）が1851年、バイエルとヘキスト（現フランスのサノフィ）が1863年、スイスのチバ（現ノバルティス）が1859年、サンド（現ノバルティス）が1886年、ロシュが1896年といった具合だ。米国でも、米ファイザーが1849年、ファイザーに統合されたパークデービスが1866年、イーライ・リリーが1876年に創業と、19世紀後半に創業した企業が多い。

日本においては、医薬品の品質規格書である日本薬局方を公布するのに先立ち、医薬品の国内製造を可能にしようと、半官半民の大日本製薬会社が1883年に設立された。これが日本初の製薬会社だ。

さらに、薬種問屋の間で医薬品の製造に取り組むところが出始め、1897年には道修町の薬種問屋が発起人となって大阪製薬が設立された。大日本製薬会社は経営不振に陥り、1898年に大阪製薬に買収・吸収合併されて、現大日本住友製薬の前身、大日本製薬となった。

武田長兵衛商店、塩野義三郎商店、田邊五兵衛商店といった有力薬種問屋も明治年間に、それぞれ独自に医薬品の製造を手掛け始めた。道修町の薬種問屋である田畑利兵衛商店から1893年に独立して開業した、現アステラス製薬の前身である藤沢友吉商店、小野薬品の前身である小野市兵衛商店なども明治年間に医薬品の製造を開始している。

明治期までに薬種問屋と無関係に発足して今もなお続くのは、1899年に横浜市に設立された第一三共の前身の三共商店ぐらいだ。横浜で絹織物の輸出を手掛けていた塩原又策が、当時米国にいた科学者の高峰譲吉が発見し、米パークデービス（現米ファイザー）が発売した消化酵素薬「タカジアスターゼ」に着目。日本での独占販売権を得て輸入販売を開始し、その後、国内生産に切り替えた。

だが、全国に販売するためには、東京では鳥居商店、関西では武田長兵衛商店と代理店契約を結ばざるを得なかった。流通ネットワークを抑えた薬種問屋の強さが見て取れる。商人ギルドに支配された日本の医薬品産業の構造が大きく変わるのは、第1次、第2次世界大戦という2度の戦争を経てのことだ。

1914年に勃発した第1次世界大戦では、開戦に伴ってドイツ政府が輸出禁止令を出したためにドイツからの輸入が途絶えた。これを受けて、日本政府は医薬品の国産化を奨励した。幾つかの製薬企業が新設され、輸入が途絶えた薬の代用薬の開発、製造に取り組んだ。

この時期に設立された企業には、例えば現在、第一三共となった第一製薬の前身のアーセミン商会、MSDとなった万有製薬の前身の万有舎密、日本新薬の前身の京都新薬堂、持田製薬の前身の持田商会薬局、大正製薬ホールディングスの前身の大正製薬所などがある。ただ、1918年に第1次世界大戦が終わると再び輸入医薬品が入ってきて、数多くの製薬企業が姿を消していった。

第1次大戦と第2次大戦の狭間は、薬種問屋とも財閥とも無縁な、新興企業が数多く誕生した時期である。1923年には25歳の山内健二がアステラスの前身の1つである山之内薬品商会を大阪で起業し、1925年に32歳の上野十蔵が中外製薬の前身の中外新薬商会を東京で起業した。

大塚武三郎が徳島県鳴門市で大塚製薬工業部を創立したのは1921年で29歳のときだ。エーザイの創業者である内藤豊次が新薬の研究開発を目的に東京で桜ヶ丘研究所を設立したのは1936年で、齢47歳。東京・日本橋本町の田邊元三郎商店に在籍したままでの起業だった。

第2次世界大戦の前から、医療用以外のいわゆる市販薬は「売薬」と呼ばれて乱売が問題になっていたが、1943年、戦時下で日本初の薬事法が制定され、製造業に許可制を導入するなど品質の適正化が図られた。

また、このときから売薬と医療用医薬品の区別がなくなり、医薬品を一元化して扱うようになった。戦後の1948年には、医薬品の製造業や流通業を都道府県への登録制とする薬事法が制定されたが、この頃には栄養不足を解消しようと大衆保健薬が大流行し、虚偽や誇大な広告、懸賞付き広告が広がり、問題視されるようになっていた。

その後、1950年代後半から1960年代にかけては薬局・薬店の店舗数の増加に伴い、乱売が大きな社会問題となり、国会などでも取り上げられた。著名な医薬品乱売事件である池袋事件は1960年に起こり、日本製薬団体連合会が「医薬品広告に関する自粛要綱」を取り決めたのもこの年だ。

この時期、日本の製薬産業にとって何よりもインパクトがあった出来事は、1961年4月に国民皆保険制度が実現したことだ。経済白書に「もはや戦後ではない」という有名な言葉が載った1956年、日本の医薬品生産額は初めて1000億円を突破したが、このころの状況について『厚生省五十年史』(厚生省五十年史編集委員会編、厚生問題研究会刊)は、「全医薬品に占める大衆薬の割合は50%程度であり、医療用薬とほぼ拮抗していた。国民皆保険体制が敷かれるころまで、医薬品の主流は大衆薬であったと言って良いであろう」と記している。

医療保険制度が整っていなかった時代には、簡便性や経済性などの観点からも、大衆保健薬が広く浸透しやすい素地があったのだろう。

ところが1961年に国民皆保険制度が始まると、医薬品の需要は大衆薬から医療用医薬品へと一気にシフトした。1960年には医療用医薬品の生産額の伸びが大衆薬のそれを上回った。『厚生省五十年史』には、皆保険導入前に50%程度を占めていた全医薬品に占める大衆薬のシェアが、皆保険10年目の1971年には22%まで低下したことが記載されている。医療用医薬品がめざましい成長を遂げたことの裏返しだ。

国内市場が急拡大する一方で、資本の自由化が進められたが、医薬品には１９７５年まで外資規制が残り、日本企業は競争から守られた。

１９８０年代に入ると保険財政の赤字が問題視されるようになり、大幅な薬価引き下げなどで市場の成長は鈍化し、マイナスとなる年もあった。しかし、２０００年代に突入するころまで、医療用医薬品市場と医薬品総生産額は、原則右肩上がりの成長を続けた。

第5章

創薬新時代とCOVID-19

「2024年までにCOVID-19はエンデミック（特定の地域で繰り返し発生する状態）になる可能性がある。しかし、エンデミックになっても、われわれはリーダーであり続け、COVID-19ワクチンの事業は長期的に大きな収益をもたらすだろう」
（ナネット・コセロ、ファイザーワクチン部門グローバルプレジデント、2021年12月17日）

4兆円超の収益を上げたファイザー

ファイザーのワクチン部門のグローバルプレジデントであるナネット・コセロは2021年12月に投資家向けの説明会に登壇し、以下のように説明した。

「COVID-19は2024年までにエンデミックになる可能性がある。しかし、エンデミックになっても、われわれはリーダーであり続け、COVID-19ワクチンの事業は長期的に大きな収益をもたらすだろう」

COVID-19の流行が、製薬企業にとって大きなビジネスチャンスだったのは間違いない。世界に先んじてCOVID-19ワクチンと低分子の飲み薬の実用化に成功した米ファイザーの２０２１年の売上収益は、前年同期よりも92％増加して８１３億ドルに達した。

このうち、COVID-19向けのワクチンと飲み薬の分は３６９億ドル。つまり9兆円を超える売上収益の45％を占め、４兆円強はCOVID-19への取り組みがもたらしたことになる。２０２２年は両製品で約５４０億ドルの売上収益を見込む。

会長兼最高経営責任者アルバート・ブーラは、次のように語った。

「パンデミック発生初期に、世界中の人々を守り、最悪の結果を回避する治療を提供するために、持てるリソースと専門知識のすべてを駆使すると約束した。この目標を達成するため、報われるかどうか分からなくとも、何十億ドルもの資金を投じてきた。約束から2年足らずで両製品を提供できたことを誇りに思う」

結果として、ファイザーの賭けは十分に実を結んだといえる。

追い風を受ける中外製薬、武田薬品

対して日本企業はどうだろう。２０２１年末の時点で、日本の製薬企業で新型コロナウイルス感染症の出現を業績面で最も大きな追い風にできたのは中外製薬だ。2021年7月に特例承認されたロナプリーブは2021年12月末までに774億円の売上収益を計上し、2022年にはさらに前年同期比157％増の1990億円の売上収益を見込む。

前述した通り、2021年末ごろから広がり始めたオミクロン株に対してロナプリーブは推奨されていないが、「新たな変異株については有効となる可能性がある」として、中外製薬は政府などとの交渉状況を基に1990億円という売上高予想をはじき出した。

関節リウマチ薬のアクテムラは2020年から新型コロナ感染症の重症者に適応外で使われており、ロシュ向けの輸出を含めたアクテムラの2020年海外売上高は前年同期よりも461億円増えて1344億円となった。

2021年はロシュが在庫調整したことなどが影響して、同316億円減少の1028億円になったが、2022年は同416億円増の1444億円を見込む。また、関節リウマチなどに向けた需要も含めてだが、国内売上高としても2022年に419億円を見込んでいる。

武田薬品は、日本の大手製薬としてCOVID-19下で大きな存在感を示した1社だ。COVID-19流行の早い時点でCOVID-19向けワクチンの国内供給をめざして米モデルナ、米ノババックスの2社と提携した。

モデルナの日本での承認取得の手続きや供給を担った他、ノババックスのワクチンについては技術移転を受けて山口県の光工場で生産し、2021年度内の供給をめざしている。既に

2021年12月に厚労省に承認申請を行った。

ワクチンの売上収益として開示されてはいないが、2022年2月に売上収益を従来予想よりも1400億円引き上げて3兆5100億円とした中には、モデルナが日本政府と契約した2022年分のモデルナワクチンの売上収益が一部含まれている。

武田薬品はワクチンの他に、シャイアーの買収によりグローバルな血漿分画製剤の事業基盤も保有しており、新型コロナウイルスへの免疫を持つ人から採取した血液に基づく治療薬TAK-888の開発にも取り組んだ。

2020年4月、CSLベーリングなど競合する血漿分画製剤メーカーとアライアンスを結び、抗コロナウイルス高度免疫グロブリン製剤の大規模臨床試験を行ったが、2021年4月、「有効性を示せなかった」などとして開発を中止した。

塩野義製薬は2022年2月25日、低分子の経口抗ウイルス薬を承認申請し、ワクチンでは12月にグローバルな第3相試験を開始した。ワクチンや診断薬も含めて、COVID-19の克服に向けた研究開発に日本で最も力を入れている製薬企業だといっていい。

さらに塩野義は、ビジネスになるかどうかは不透明ではあるものの、下水モニタリング事業を手掛ける AdvanSential を島津製作所との合弁で2022年2月に設立している。下水中の新型コロナウイルスのRNAを検出する技術を確立し、将来的にはCOVID-19以外の感染症などの公衆衛生上のリスクを評価する仕組みを構築し、社会課題の解決をめざしている。ただ、こうした取り組みが収益をもたらすのは、まだ先になりそうだ。

メガファーマの誕生

ここで世界の製薬業界の現況を振り返ってみよう。欧米では、1990年代半ば頃から業界再編の嵐が吹き荒れた。1995年に英グラクソが英ウエルカムを買収すると、スウェーデンのファルマシアが米アップジョンと合併した。ドイツのヘキストが米マリオン・メレル・ダウを買収したのも1995年のことだ。ヘキストはフランスのルセル・ユクラフも買収してヘキスト・マリオン・ルセル（現サノフィ）となった。

1996年には、スイスのサンドとチバガイギーが合併してノバルティスが発足した。英アストラゼネカと、フランスのアベンティス（現サノフィ）が発足したのは1999年のことだった。

2000年には、製薬産業で過去最高額となる約900億ドルを投じた米ファイザーによる米ワーナー・ランバートの買収が実現した。さらに同年、英グラクソ・ウエルカムと英スミスクライン・ビーチャムの合併によるグラクソ・スミスクライン（GSK）が誕生している。海外の製薬業界では日本とは違って以前からM&Aが頻発していたが、95年ごろからはさらにスケールが拡大し、怒濤のような再編ラッシュとなった。

この時期にM&Aが加速したのには幾つもの要因があるが、端的に言えば、世界的に医薬品市

図表3　2020年世界製薬企業の医療用医薬品売上高ランキング

（単位：100万ドル）

		売上高
1	ノバルティス（スイス）	48,659
2	ロシュ（スイス）	47,476
3	アッヴィ（米）	45,804
4	ジョンソン・エンド・ジョンソン（米）	45,572
5	メルク（米）	43,021
6	ブリストル・マイヤーズスクイブ（米）	42,518
7	ファイザー（米）	41,908
8	サノフィ（仏）	36,118
9	グラクソ・スミスクライン（英）	30,840
10	武田薬品工業	29,408
21	アステラス製薬	11,740
23	大塚ホールディングス	8,948
25	第一三共	8,398
28	エーザイ	6,398
35	大日本住友製薬	4,531
38	田辺三菱製薬	3,491
40	協和キリン	2,983
42	小野薬品工業	2,829
43	塩野義製薬	2,724
52	参天製薬	2,121

（出所）日経バイオテク

場が成熟化に向かっていたことと、ライフサイエンスの進展による研究開発競争の激化が強く意識され始めたことが挙げられる。

医薬品市場は日本と同様、世界的にも右肩上がりの拡大を続けてきたが、1990年代に入ると、多くの先進国で薬剤費の削減が政策的課題と認識され始めるようになった。1990年に日米欧により、医薬品規制調和国際会議が開始された。その背景にあったのも規制を調和することにより、開発や審査の時間とコストを削減することにあった。

規制が調和されると医薬品市場は世界的に単一化に向かい、ブロックバスターと呼ばれる超大型製品の誕生を促した。これに生命科学の進歩が加わって、製薬企業同士の先を争う研究開発競争はヒートアップした。加えて、審査当局が安全性に関する要求を厳しくしたため、医薬品の「研究」ではなく、臨床試験などの「開発」コストが激増し、コストを回収するためにも販売網を拡大して世界中から収益を上げられるようになる必要に迫られた。

また、1製品による売上高が大きくなればなるほど、その特許切れによる売上高の大幅減少、いわゆる「パテントクリフ」（特許の崖）が大きくなり、経営者は売上高の減少を補うために、他社を買収してその「売上高」を手に入れようと考えた。

1990年以降に製薬同士のM&Aが活発化するようになった背景には、こうした事情がある。ヒット製品を持った競合企業を力ずくで買収する敵対的TOB（株式公開買い付け）が行われるようになったのもこの頃からだ。

加えて、イノベーションが速いバイオ・製薬産業においては、M&Aによって一時的に世界シェアを高めても、一旦、イノベーションに乗り損なうと途端にシェアが低下してしまう。例えば、2001年の世界医薬品市場でトップ3は英GSK、米メルク、米ファイザーの3社でそのシェアは合計20%近くだったが、2019年はスイスのロシュとノバルティス、ファイザーの3社でシェアは16%となっている。上位の入れ替わりが激しい。

バイオベンチャー・ブーム

一方で、製薬産業においてM&Aが活発化した理由として、もう1つ別のストーリーがある。バイオベンチャーの〝出口〟としてのM&Aだ。

1980年前後からのバイオベンチャー・ブームにより、アカデミアの研究に基づいて数多くのベンチャー企業が立ち上がるようになった。しかし、動物実験や人の臨床試験を経て安全性や有効性を確認しなければ承認を取得できない医薬品を、種から実用化にまで持って行くには10年近い時間と最低でも100億円以上の投資を要する。しかも、規制当局の安全性への要求は高まる一方で、研究開発に要する期間と費用はともに大きくなる傾向にある。

そんな中で、資金力があり、特許切れに備えて常に新薬を必要としている大手製薬の存在は、バイオベンチャーにとって当初は開発、販売の提携先だったが、やがて出口戦略として自社の売却先に位置づけられるようになっていった。高値で買い取ってくれる大手製薬の存在は、起業家たちにとっては会社を立ち上げるモチベーションになった。

一方、まだ先行きの分からない医薬品の種を、ベンチャーキャピタルの外部資金によって目鼻が付くまで育ててくれるベンチャービジネスは、製薬企業にとって効率のいい孵化器(インキュベーター)といえた。この仕組みによって、製薬企業は自ら研究をしなくても、「サーチ・アンド・デベロップメント」によってイノベーションの成果を受けられるようになった。

製薬企業同士のM&Aと、製薬企業によるバイオベンチャーに対するM&Aは、目的に少し違いがあるものの、いずれにしても1990年以降、M&Aがバイオ・製薬産業におけるイノベーション推進の原動力になってきたことは確かだ。

M&Aに消極的だった日本

こうした欧米勢の動きに対して日本はどうだったか。1984年に万有製薬が米メルクの傘下に入った他、1998年から2001年にかけての段階的な合併を経て、吉富製薬とミドリ十字、三菱化学の医薬品部門、東京田辺製薬の4社からなる三菱ウェルファーマが発足した例があったが、大手製薬が関係するM&Aは、1990年代にはほぼゼロに等しかった。

2001年9月には大正製薬と田辺製薬が9月に共同持ち株会社を設立した上で事業統合すると発表したが、12月に経営統合を解消すると発表し、日本におけるM&Aの難しさを認識させた。

その点、2001年12月に発表された中外製薬とロシュとの資本提携はユニークだ。当時、日本で10位前後だったとはいえ、売上高約2000億円の大手製薬がスイスのロシュに過半数の株式を取得されながらも自主経営を続けるという異例のものだった。

その後、2000年代半ばになると、山之内製薬と藤沢薬品工業、三共と第一製薬、大日本製薬と住友製薬、田辺製薬と三菱ウェルファーマ、協和発酵工業とキリンファーマといった具合に、国内大手同士のM&Aが相次いだ。

これら企業は、グローバル展開の必要性をM&Aに踏み切る動機の1つに挙げている。医薬品をグローバルに開発、販売していくのに必要な多額の研究開発費や開発や販売に必要なマンパワーといったリソースを充実させる必要性に迫られての決断だった。

日本初のブロックバスターは、旧田辺製薬の「ヘルベッサー」

実は日本の製薬業界は2000年代に入るまで、「創薬」の観点では順風満帆だった。ちなみに、「創薬」という言葉を最初に用いたのは、日本曹達、帝人、サントリー、山之内製薬と、所属する組織を変えながらもずっと研究をリードしてきた野口照久だ。野口の著書『創薬人生間断無し』には1984年の日本薬学会21世紀薬学創造委員会で、「創薬科学」という言葉を提唱したことが紹介されている。

現実には、近代薬学が開花しようとしてきた明治期から、日本人は創薬に関して幾つもの成果を上げていた。日本最初の製薬企業は１８８３（明治17）年に設立された半官半民の大日本製薬会社だ。その技師長を務めた長井長義は漢方薬の麻黄の成分としてエフェドリンを抽出し、１８８５年に発表した。その後、曲折を経て１９２７年に大日本製薬が気管支拡張・鎮咳作用を持つ「エフェドリン『ナガヰ』」を発売した。

長井は阿波の国、徳島藩の典医の家系に生まれ、米国経由でドイツに留学していたところを呼び戻され、大日本製薬会社の技師長に就任した。兼務で、東京大学教授、衛生局東京試験所長などの要職も務めた。後に日本薬学会の初代会頭を務めるなど日本の薬学の発展に大きく貢献し、東京・渋谷区にある日本薬学会の会館には、長井の名前が冠されている。

日本発でグローバル市場を獲得した医薬品の嚆矢は、恐らく１９７４年に旧田辺製薬が発売した虚血性心疾患治療薬の「ヘルベッサー」（ジルチアゼム塩酸塩）だろう。１９８２年、日本で高血圧症の適応も認められ、米食品医薬品局（ＦＤＡ）からは狭心症の適応で承認を得た。

その後、米国でも高血圧症の適応を得て、１９９０年代前半には世界１４０カ国で発売されて日本発の年間10億ドルを超える売上高のブロックバスター第1号になった。ちなみに、ジルチアゼムは、東京大学大学院薬学研究科の修士課程を終えて、１９６７年に田辺製薬に入社した長尾拓が、入社1年目に化合物ライブラリーから創製した化合物が基になった。伝統的な製薬企業では、どこでも独自の化合物ライブラリーを保有している。

化合物合成の手法や、どういう化合物が薬になりやすいかという考え方にノウハウや癖があって、ライブラリーに収録された化合物は企業によって異なるが、数万から数百万、場合によってはそれ以上のオーダーの化合物を独自に合成してライブラリーを構築している。

長尾らは、それら化合物の中から特定の機能を持つものを選別するための評価の仕組みをつくり、実験を行った。これにより、強い冠状動脈拡張作用を有する一群の化合物を取得できた。それらを基にジルチアゼムを見いだした。

ジルチアゼムはカルシウム拮抗作用という、従来の冠状動脈拡張薬とは異なる作用を有していた。カルシウムイオンの濃度が筋肉の収縮・弛緩を制御することは、１９６０年代に東京大学教授の江橋節郎が明らかにしていた。

田辺製薬から江橋研究所へ留学していた者が複数いて、実験手法を習得できていたという。国内の基礎研究のレベルの高さが日本初のブロックバスター創出を後押ししたといえるだろう。

遠藤章の「メバチロン」、大村智の「イベルメクチン」

旧三共の高脂血症治療薬「メバロチン」（プラバスタチンナトリウム）も、日本の創薬の輝かしい成果だ。東京農工大の特別栄誉教授で、ノーベル賞候補として名の挙がる遠藤章が三共に在職した時代に見いだしたコンパクチンという物質を基にした医薬品だ。

コレステロールが心筋梗塞の原因の１つであることから、細菌の分泌物の中からコレステロールの合成を妨げるものがないかと考え、６０００種類の微生物を調べ上げた。その結果、青カビが分泌する物質として1973年に見いだしたのがコンパクチンだ。

天然物に基づく創薬は、ある種日本のお家芸だ。2015年にノーベル賞を受賞した大村智が米メルクとの共同でつくり出したイベルメクチンは、静岡県のゴルフ場で採取した土壌中の放線菌が分泌する物質をもとに開発したものだ。

現在はアステラスとなった藤沢薬品工業が1993年に発売した免疫抑制剤「プログラフ」（タクロリムス）は、天然物創薬を強みとする藤沢薬品の研究チームがつくば研究学園都市の新研究所に移転し、近くの筑波山の麓で採取してきた土壌の中から見いだした。

日本で天然物創薬が発展したのは、戦後の産業勃興期に感染症が重要なターゲットだったこともある。微生物が分泌する物質の中には、他の微生物を殺したり、増殖を抑えたりするものが存在する。天然物創薬は当初、抗菌薬を中心に発展し、抗がん剤や抗炎症薬、降圧薬などに展開されていった。

このため抗菌薬の分野では、日本発で世界の標準薬となった薬が多数ある。国立予防衛生研究所（現国立感染症研究所）に所属した梅澤濱夫が1957年に見いだしたカナマイシンはその先駆けだ。日本では明治製菓が販売し、米国ではブリストル・ラボラトリーズ（現ブリストル・マイヤーズスクイブ）などが販売した。

この他、抗菌薬では、旧藤沢薬品のセファゾリン、旧住友製薬のメロペネム、大鵬薬品工業のタゾバクタム、大正製薬のクラリスロマイシン、旧第一製薬のレボフロキサシンなどが海外で広く活用された。

加えて、有機合成化学でも日本は強かった。２００１年にノーベル化学賞を受賞した野依良治、２０１０年のノーベル化学賞を受賞した米パーデュー大学の根岸英一と北海道大学名誉教授の鈴木章はいずれも有機合成の研究者だ。

２０１４年４月４日、衆議院内閣委員会で、日本の医療関連の研究開発を強化するために健康・医療戦略推進法案と独立行政法人日本医療研究開発機構法案が審議された。京都大学iPS細胞研究所所長の山中伸弥らとともに参考人として出席したアステラス製薬元会長の竹中登一は、こう発言した。

「日本は米国に次いでスイス、英国とともに世界第2位の新薬創出国となっている。ドイツよりも１００年遅れてスタートしたが、50年で追いつき、追い越した」

多様化するモダリティ

だが、日本の創薬力が強いと思われていたのは２０００年代の初頭ぐらいまでだ。２０００年の世界医薬品売上高ランキングを見ると、第5位に旧三共の「メバロチン」、第7位に武田薬品の抗潰瘍薬「タケプロン」、30位以内に旧山之内製薬の抗潰瘍薬「ガスター」、武田薬品の前立腺がん治療薬「リュープリン」が入っていた。

当時の日本と欧米企業との規模の差を考えると、30品目中４品目が日本発というのは健闘しているといっていい。竹中は、日本企業が創出し、2007年度にグローバルの売上高が10億ドルを超えた品目が15品目あることを紹介した上で、「ただし、これらの製品の特許は2010年ごろに満了した。このため企業は次の新薬の創出に挑戦しているとしつつも、「新しい分野の創薬には出遅れている」と明かした。

竹中は理由として、

（1）患者の医療情報と生体試料を創薬に利用するための法整備が未熟、

（2）既存製薬会社の強みであった低分子化合物の創薬に固執し、新しいバイオ医薬品の研究に力を入れなかった、

（3）リスクの高い研究領域にチャレンジするバイオベンチャーが成長しなかった、

――の3点を挙げた。

バイオ医薬品というモダリティの台頭に、日本企業の多くが出遅れたことはこれまでに指摘してきた通りだ。抗体医薬を中心とするバイオ医薬品は2000年代に入って姿を現し始め、2007年には全医薬品市場でのシェアが10％を突破した。その後も存在感を高め、2020年度の売上高が10億ドルを超えたブロックバスター157品目中、バイオ医薬品は64品目に上り、市場の40％強を占めるまでになった。

研究開発段階の品目にまで目を向けると、モダリティがさらに多様化しつつあることがわかる。中分子のペプチド医薬や核酸医薬は既に市場に姿を見せており、今後、どこまで市場を拡大

図表4　2020年世界市場におけるブロックバスター売上高ランキング

（単位；100万ドル）

	製品名	一般名	売上高	主な適応疾患または製剤	モダリティ	販売会社
1	ヒュミラ	アダリムマブ	20,389	関節リウマチ	抗体	アッヴィ/エーザイ
2	キイトルーダ	ペムブロリズマブ	14,380	がん	抗体	メルク
3	エリキュース	アピキサバン	14,117	抗血液凝固薬	低分子合物	ブリストル・マイヤーズスクイブ/ファイザー
4	レブラミド	レナリドミド	12,106	多発性骨髄腫	低分子化合物	ブリストル・マイヤーズスクイブ
5	イムブルビカ*	イブルチニブ	9,442	リンパ腫	低分子化合物	アッヴィ/J&J
6	アイリーア	アフリベルセプト	8,360	感覚器官用薬	蛋白質	リジェネロン・ファーマシューティカルズ
7	ステラーラ	ウステキヌマブ	7,975	乾癬	抗体	J&J/田辺三菱製薬
8	オプジーボ	ニボルマブ	7,888	がん	抗体	小野薬品工業/ブリストル・マイヤーズスクイブ
9	イグザレルト	リバーロキサバン	7,497	抗血液凝固薬	低分子化合物	バイエル/J&J
10	ビクタルビ	ビクテグラビル・エムトリシタビン・テノホビルアラフェナミド	7,259	HIV感染症	低分子合化物	ギリアド・サイエンシズ

（出所）日経バイオテク。＊提携収入を含む。

するかが注目されている。COVID-19向けワクチンで活躍しているｍＲＮＡや、ウイルスベクターはがんワクチンや遺伝子治療など、治療薬の分野でも大いに活用できるモダリティだ。

・ｉＰＳ細胞をはじめとする細胞を用いた治療も、細胞医薬として注目度を高めていくだろう。がん組織でのみ増殖するウイルスを用いてがんを殺すウイルス製剤も、既に幾つかの品目が登場している。腸内細菌叢を制御するために細菌を用いた細菌製剤も開発が進められている。同じ抗体医薬でも、二重特異性抗体や抗体薬物複合体など、製造に特殊な技術を要するものが登場しており、それらを１つのモダリティと考えると、低分子化合物以外のモダリティは10近くに上る。

COVID-19向けワクチンでは、日本ではｍＲＮＡというモダリティが突出して使われているが、アストラゼネカのウイルスベクターワクチンも特例承認されている。海外に目を転じると、米ジョンソン・エンド・ジョンソングループのヤンセンファーマのワクチンも米国でＥＵＡを取得しているし、ＷＨＯは２０２２年１月時点で米ノババックスの組み換えたんぱく質ワクチンや、インド企業、中国企業の不活化ワクチンなども「必要な基準を満たしている」との評価を与えている。

今後も幾つかのモダリティのワクチンが、有効率や安全性、コスト、扱いやすさなど、さまざまな要因で棲み分けが図られていくことになりそうだ。感染症ワクチンだけでなく、治療薬の分野でもｍＲＮＡが台頭してくるという見方もあるが、やはりさまざまなモダリティがその特長を生かして棲み分けていくとの見方が有力だ。

世界のメガファーマといえども、これらの多様化したモダリティの技術をすべて身に付け、自社単独で創薬に挑戦するのは困難だ。ファイザーも自社でｍＲＮＡワクチンの研究を重ねてきたわけではなく、ｍＲＮＡというモダリティを持つ、ドイツのビオンテックと契約することでCOVID-19向けワクチンを手に入れた。ファイザーがビオンテックとインフルエンザ向けのｍＲＮＡワクチンの開発で提携したのは２０１８年のことだ。

オープンイノベーションとエコシステム

モダリティの多様化に伴い、多くの製薬企業はオープンイノベーションと称して他社との連携により課題を克服しようとしている。それを可能にしているのが、ベンチャーのエコシステム（生態系）だ。スタートアップを支援する環境をエコシステムと称するが、創薬・バイオ関連エコシステムという点で、米国は日本の何十年も先を行っている。

１９７３年に遺伝子組み換え技術が登場し、１９８０年前後には米国でアムジェンやジェネンテックといったベンチャーが立ち上がり、ウォール街を巻き込んだ投資ブームが起きた。それから40年で、ボストンやサンフランシスコなどに巨大なエコシステムが形成されている。

ボストンの場合、マサチューセッツ工科大学、ハーバード大学、タフツ大学などの研究者らが、バイオジェン、ジェンザイム、ジェネティクス・インスティテュートなどのベンチャーを起業したことが始まりだ。１９９０年代にはベンチャーキャピタルがボストン周辺に集結した。

2000年代以降、製薬企業がボストンに研究拠点を設けてエコシステムを充実させていった。マサチューセッツ総合病院、ブリガム・アンド・ウィメンズ病院、ダナ・ファーバーがん研究所などの医療機関も多く、臨床研究を進める素地もあった。

メガファーマが手を出そうと決断できないでいる時点から、mRNAや遺伝子治療といった革新的なモダリティのテクノロジーに投資し、開発を継続できたのは、こうしたエコシステムがあり、世界中から資金が集まってきたからだ。このエコシステムこそ、モダリティ多様化時代の製薬企業の生命線といえる。

オープンイノベーションの機会を求めて、ノバルティスやファイザー、メルク、アムジェンなどの大手製薬はボストンに研究拠点を設けている。武田薬品が2016年に研究所を日本の湘南と米ボストンに集約すると発表したのも記憶に新しい。ベンチャーの成長を後押ししようと、弁護士や金融関係者、コンサルタントなどの頭脳もボストン周辺に集まっている。町中のカフェやパブで著名な研究者の姿を見かけることも少なくない。

オープンイノベーションの気運が高まるのに伴い、ボストンとその周辺地域は発展のスピードを加速させており、2020年にボストンのあるマサチューセッツ州のバイオ産業の従事者は8万4000人に達した。

ちなみに、米ミレニアム・ファーマシューティカルズやアイルランドのシャイアーの事業を吸収した武田薬品は、このマサチューセッツ州において今や最大の雇用者だ。マス・バイオという地元非営利団体の調査によると、武田薬品は６７５０人を雇用しており、２位のサノフィの４０００人、３位のバイオジェンの２８００人を大きく上回る。

ギリアドが１１９億ドルで買収したカイト・ファーマ

遺伝子治療や遺伝子改変細胞療法と呼ばれるイノベーションは、そんなエコシステムが生んだ成果だ。２０１７年8月、ノバルティスの「キムリア」というある種類の血液がんに対する治療薬が米国で承認され、10月にはやはり血液がんに対する「イエスカルタ」という治療薬が承認された。イエスカルタは、レムデシビルを発売するギリアド・サイエンシズが承認を取得した。

ともにキメラ抗原受容体T細胞（CAR－T細胞）療法と呼ばれる治療法で、モダリティでいうと遺伝子改変細胞療法に分類される。キムリアは米国で47万5000ドル、イエスカルタは37万3000ドルで発売され、「高額医薬品」として注目された。その後、両製品は日本でも承認されたが、3000万円台の高額な薬価が認められて話題となった。

なぜこのような高額になるのか。CAR－T細胞療法薬は、患者自身の免疫細胞を体外に取り出して遺伝子を操作した製品だ。その製造には手間も時間も掛かるし、品質管理などのコストも膨れ上がる。製造に用いる技術を持つ企業への特許料もかさむ。加えて、ともに対象となる患者は少ない。

キムリアは日本で承認されたとき、投与患者数はピーク時でも年216人とされた。イエスカルタは年232人だ。長期間にわたる研究開発投資のことを考えると、価格を高くしなければ採算が合わないのだ。

手掛かりとなる数字がある。ギリアドはイエスカルタが承認を取得する直前、それまで開発を進めてきた米カイト・ファーマを119億ドル（約1兆3000億円）で買収し、同製品を手に入れた。カイトはイエスカルタ以外にも幾つかの候補品を有してはいるが、本命はイエスカルタだったはずだ。1兆円を超える投資を回収するためにも、イエスカルタを高額にせざるを得なかったのだろう。

ギリアドに買収されたカイトの歴史を振り返ると、米バイオ業界のダイナミズムが理解できる。

カイトが設立されたのは2009年。2011年に1500万ドル（約16億円）の資金を調達すると、米国立がん研究所と共同研究契約を締結して活動を本格化させた。その後、2014年6月に米ナスダック市場に新規株式上場（IPO）し、1億2800万ドルを調達した。何度か資金調達を重ねた後、最終的にギリアドに買収された。

IPO時にカイトの株価は1株17ドルだったが、ギリアドは1株180ドルで買い取った。早くからカイトに投資していた株主は、多額の利益を手にしたはずだ。

ギリアドに限らない。製薬業界では巨額のM&Aが相次いでいる。ブリストル・マイヤーズスクイブによる米セルジーンの買収（総額740億ドル）、米アッヴィによるアイルランド・アラガンの買収（総額630億ドル）など、約6兆円を投じた武田薬品工業のアイルランド・シャイアー買収を上回るM&Aもある。大手製薬によるベンチャーの、あるいはベンチャー同士の買収劇はもはや日常茶飯事だ。

会社の買収ではなく、品目ごとのライセンス契約でも価格は高騰しており、「手頃な価格で契約できる案件を見つけるのは難しい」と、製薬企業のライセンス契約担当者は話す。

見込みのある研究シーズの価格が高騰した結果、最終製品の価格も高騰せざるを得ないわけだが、裏を返せば患者数が少なくてもそれだけの価値が認められるからこそ投資が集まり、このような革新的な製品を実用化できた。それを実現したのが、ベンチャーを育むエコシステムだ。

米国には、こうした創薬・バイオ関連のエコシステムが、東海岸のボストン界隈や西海岸のベイエリアやサンディエゴなど、複数存在する。このコミュニティに集まった人たちの才能と資金の規模こそが、米国のライフサイエンス産業の強さの秘密だ。

日本でも、ライフサイエンス産業を強化しようと、内閣府が東京圏と近畿圏とに「グローバルバイオコミュニティ」と称するエコシステムを形成すべく動き出した。2022年4月には対象となる組織を認定する見込みだ。

岐路に立つ日本勢

米国で40年前に始まったバイオベンチャーのエコシステム構築を今から後追いして追いつくチ

ャンスがあるかどうかは分からない。ただ、武田薬品がボストンに研究開発の拠点を移したように、日本企業も米国のエコシステムのネットワークの中に入り込んでいくことは可能だ。

武田薬品を筆頭に、日本の製薬企業もオープンイノベーションに積極的に取り組み始めている。そうやって、革新的な医薬品を連続的に創出し続けなければ生き残れない状況に、日本の製薬企業が追い込まれているといった方がいいのかもしれない。

製薬企業と一口に言っても、幾つかのタイプの企業がある。ここまで取り上げてきた医薬品は原則、医師の処方箋に基づいて提供される医療用医薬品だ。厳密には処方箋なしで医療用医薬品を販売している「零売薬局」というものもあるが、本書では処方箋薬ほぼイコール医療用医薬品と考えることにする。ドラッグストアなどで販売されている一般用医薬品（大衆薬、ＯＴＣ薬）もあるが、日本の医療用医薬品の市場規模は調査会社のＩＱＶＩＡによると10兆円強で推移しており、一般用医薬品はその10分の1にも満たないと推定される。

医療用医薬品も、新薬（ブランド薬）とジェネリック（後発医薬品）とに大別される。海外、特に世界最大の医療用医薬品市場である米国では民間保険会社が医薬品や医療費の支払いを負担することもあり、以前から新薬の特許が切れると途端にジェネリックにシェアを奪われ売上高が急落するという「パテントクリフ」型の市場だった。

日本は公的薬価制度の関係などから、特許が切れても新薬が使われ続け、ジェネリックの普及率は低かったが、２０００年過ぎから医療費の膨張を抑制するため、政府はジェネリックの使用促進に積極的に取り組み始めた。２００７年に厚労省は「後発医薬品の安全使用促進アクションプログラムを発表した。２０１３年には「後発医薬品使用促進ロードマップ」を作り、普及率の目標を掲げて取り組みを強化した。

この結果、日本市場においてもジェネリックの存在感が増し、製薬企業が売上高を維持することが困難になってきた。新薬を志向する大手製薬では、自社ブランド品であっても特許が切れた品目はジェネリックメーカーなどに売却し、リソースを新薬の研究開発に振り向ける動きが加速している。

それでも高齢社会の進展により、保険財政の圧迫は避けられない。そこで、日本製薬工業協会会長で、エーザイ代表執行役ＣＯＯの岡田安史は２０２２年１月、記者会見でこう見通しを語った。

「医薬品市場は成長すべきと思っているが、すべて公的保険の枠の中でとは思っていない。その線引きの議論に向き合っていきたい。公的医療保険の枠の外も視野に入れ、ソリューションを提供するビジネスモデルも検討すべきだ」

日本の医薬品産業が今、曲がり角を迎えているのは確かだ。米国をはじめ、世界各国で医薬品市場は拡大しているが、医療保険財政の制約から日本の医薬品市場はここ数年、停滞が続いている。今後も大きな伸びが期待できない状況で、海外市場を攻略しなければ生き残るのは困難だ。だが、医薬品市場にはパテントクリフという宿命がある。パテントクラフの〝崖〟は、海外市場の方がより険しい。したがって、海外市場に出ていっても、一定のペースで新薬を出し続けることができなければ存続は難しい。

そんな創薬の競争で、日本企業に勝ち目はあるのだろうか。注目すべきはここ数年、グローバルにおける自分たちの強みを明確にして創薬に取り組み、成果を上げている日本企業の例が幾つも出ていることだ。

COVID-19向けワクチンでは残念ながら日本企業の存在感は乏しかった。バイオ医薬品へのモダリティ・シフトに乗り遅れたのも確かだが、自分たちの技術をとことん追求して巻き返す動きが出始めている。

第2部

日本の創薬イノベーション

第2部は、ここ数年の間に日本の製薬企業が開発した革新的な医薬品にスポットライトを当てる。中外製薬の「ヘムライブラ」、第一三共の「エンハーツ」、協和キリンの「クリースビータ」、塩野義製薬の「フェトロージャ」という4つの医薬品だ。

創薬は何千億円を投入しても、成功にたどり着くのは数万の化合物に1つだけという千三つの世界。世界市場で年間売上高10億ドル超えのブロックバスターを生み出すのは至難の技だ。歴史を振り返れば、高い科学水準と品質が要求される医薬品は、日本企業が強みを発揮できる分野だったことも事実だ。実際、2018年にノーベル生理学医学賞を受賞した本庶佑が小野薬品工業などと開発したがん免疫治療薬ニボルマブをはじめ、日本人研究者は創薬で画期的な成果を残している。

4つの医薬品の紆余曲折を伴う開発物語を通して、新型コロナ対応では出遅れた日本勢が持つ創薬力を描いた。日経バイオテクの連載をベースにしたが、専門的な記述は大幅に割愛した。ただ、創薬の核心を理解していただくため、技術的な記述を一部残した。

第６章

血友病の治療を大きく変えた中外製薬の「ヘムライブラ」

「精緻で緻密という日本人の特長を研究に生かせば強みになる。そう考えて、無駄も承知で徹底的にやり抜いた。米ベンチャーにいた研究者にその話をすると、『そこまでやっている企業は世界中探してもない』とあきれられた」

（服部有宏・元中外製薬ゲノム抗体医薬研究部長）

年間10億ドルのブロックバスター誕生

スイスのロシュが販売する血友病Ａの治療薬「ヘムライブラ」（エミシズマブ）が快進撃を続けている。２０１７年11月、米食品医薬品局（ＦＤＡ）から世界で初めての承認を得て以降、２０１８年２月に欧州、同年３月には日本でも承認を獲得した。

当初は血液凝固第Ⅷ因子製剤に対するインヒビター（自己抗体）が出現して効果が得られなくなった血友病Aを対象に承認を取得したが、その後、自己抗体を持たない血友病Aにも使えるようになった。

スイスのロシュによるグローバルの年間売上高は、2019年には前年同期比516％増の13億8000万スイスフランと、早くも10億ドルを超え、新型コロナウイルス感染症の影響を受けた2020年も前年同期比59％増の21億9000万スイスフランと大幅な伸びを見せた。

2021年も前年同期比41％増の30億2200万スイスフランと、グローバルの売上高は約3800億円に達した。ロシュによると、米国と欧州5カ国での市場シェアは2021年第4四半期に33％になったという。

業界では年間10億ドル以上を売り上げる大型製品に対して、超大型爆弾を意味する「ブロックバスター」という言葉を用いるが、ヘムライブラは文字通り、他社の血友病治療薬事業を吹き飛ばすほどの勢いで売上高を伸ばしている。

ヘムライブラは血液凝固異常症の1つである血友病Aに対する治療薬だ。出血が続くと生命に危険が及ぶため、生体は幾つかの止血のメカニズムを持っている。その1つが二次止血と呼ばれるもので、10種類以上ある凝固因子と呼ばれるたんぱく質が、連鎖的に反応して出血が止まる。

凝固因子の1つに第Ⅷ因子と呼ばれるものがある。血友病Aはこの第Ⅷ因子がうまく働かないために生じる出血性の疾患だ。第Ⅷ因子の遺伝子に異常があって生じる遺伝性の場合が多く、日本には5000人程度の患者がいるとされている。

治療を大きく変えるイノベーション

ヘムライブラが革新的なのは、1つには血友病Aの治療を大きく変えつつあることだ。これまで遺伝子組み換え技術で製造した第Ⅷ因子のたんぱく質製剤を、週3回など定期的に投与する治療が行われてきた。

かつては出血時にだけ製剤を投与するのが一般的だったが、関節内で出血して関節症になる患者が多くいた。そこで、出血の有無に関係なく定期的に予防投与する定期補充療法が広がった。

だが週3回、自宅で自己注射するのは負担が大きい。しかも第Ⅷ因子製剤は静脈内に投与する必要があり、技術を習得するのは簡単

図表5　**ヘムライブラのグローバル売上高推移**

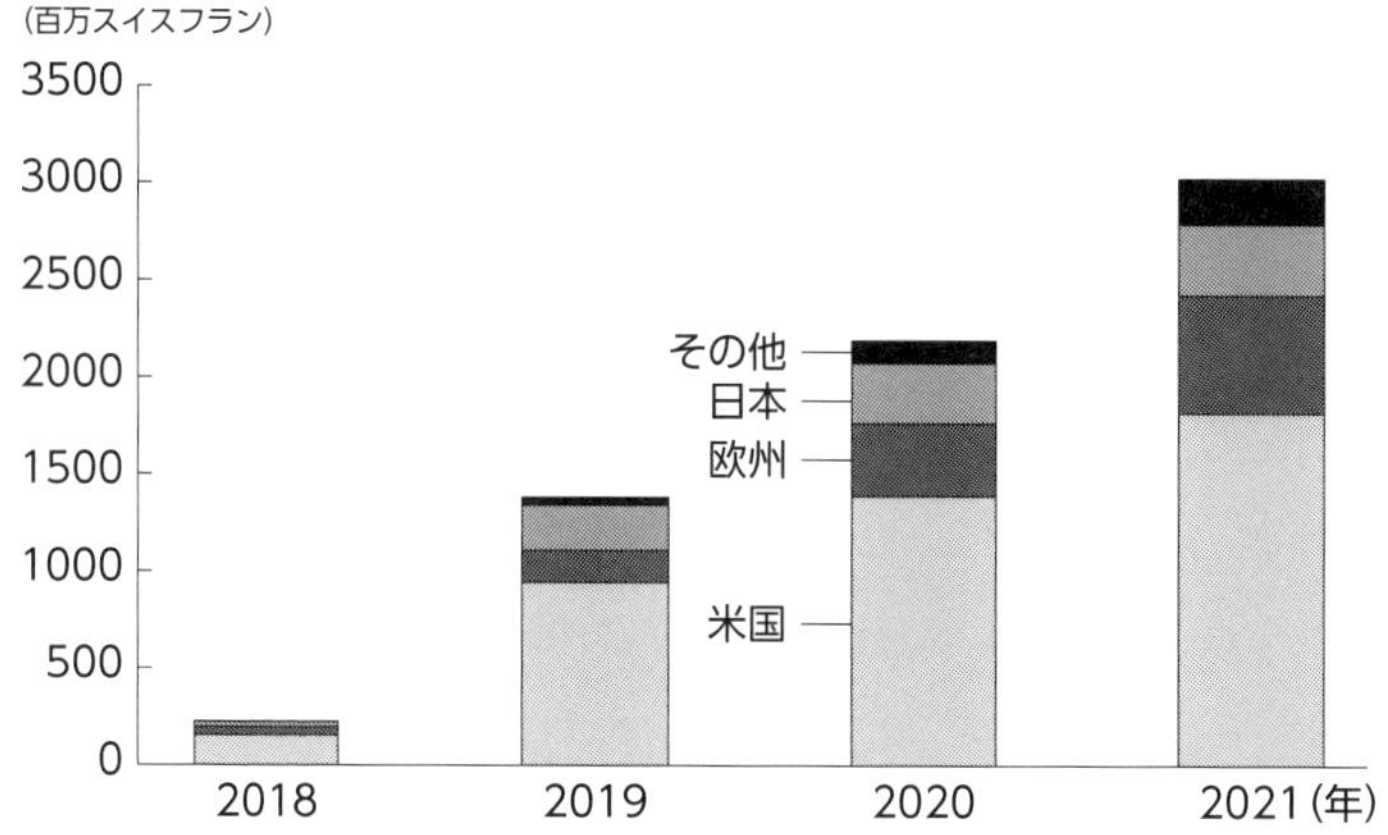

（出所）スイス・ロシュの決算資料を基に作成。

ではない。特に乳幼児に定期補充療法を行うのは、その親にとって大きな負担となっていた。

加えて、投与した第Ⅷ因子製剤を異物と認識して、インヒビターと呼ばれる自己抗体が出現して効かなくなる患者が多数いることも課題だった。第Ⅷ因子に対する自己抗体は、重症患者では2、3割に見られるという。そうなると、第Ⅷ因子製剤ではなくバイパス製剤と呼ばれる医薬品を使わなければならなくなるが、高価なうえに、定期な投与が必要で、第Ⅷ因子製剤と同様に投与頻度の多さなどが課題となっていた。

その点、ヘムライブラは皮下投与が可能なので自己注射を行いやすい。静脈を探す必要はなく、腹部、上腕部、大腿部など注射しやすい場所に注射すればいい。また、一度投与すると長期間血中にとどまるため、週に1度、2週に1度、4週に1度といった頻度で投与しても効果が得られる。

さらに、第Ⅷ因子に対するインヒビターができた患者にも使えるのは大きな利点だ。2015年に米国のFDAが、優先審査などを受けられる「ブレークスルー・セラピー」という制度の対象に指定したのは、こうした点が画期的と評価されたためだろう。

ヘムライブラのもう1つの革新的な点は、二重特異性（バイスペシフィック）抗体という技術的難易度の極めて高いモダリティであることだ。

製薬業界では、「低分子化合物」「抗体医薬」「核酸医薬」「遺伝子治療」といった治療に用いる分子などのタイプをモダリティという。二重特異性抗体とは、免疫反応によってできる抗体（免疫グロブリンG）を改変して、２つの抗原に同時に結合できるようにしたものだ。

二重特異性抗体のアイデアは古くからあったが、実際に医薬品として承認を得たのは２０１９年９月時点で世界に３製品しかない（１製品は販売終了）。しかも、残る２つであるカツマクソマブとブリナツモマブは、使っている技術がヘムライブラとは全く異なる。遺伝子工学技術により、Y字型をした免疫グロブリンの右手の先端と左手の先端で、異なる抗原に同時に結合できるようにしたものはヘムライブラだけだ。

中外製薬は今でこそ、売上高約１兆円と国内では有数の大手製薬となったが、世界的に見れば中堅の規模だ。そんな中外製薬が、どうしてこれほど革新的な製品の研究開発を成し遂げられたのだろう。

バイオ医薬品で先行した中外製薬

中外製薬の富士御殿場研究所で研究プロジェクトのリーダーを務めていた服部有宏が、二重特異性抗体を用いて血友病Aを治療するというヘムライブラの原型を発案したのは２０００年頃のことだ。

中外製薬は、日本企業としては珍しく１９８０年代からバイオ医薬品の研究開発に取り組んできた。１９９０年には赤血球増殖因子であるエリスロポエチン（EPO）製剤の「エポジン」、１９９１年には白血球増殖因子であるG-CSF製剤（顆粒球コロニー刺激因子製剤）の「ノイトロジン」を日本で発売している。国産初の抗体医薬として2005年に承認された抗インターロイキン（IL）6受容体抗体「アクテムラ」の開発企業でもある。

抗体医薬は免疫システムの産物を医薬品に利用したものだ。体の中から取り除きたい疾患関連のたんぱく質を動物に接種し、そのたんぱく質を異物として認識する抗体を動物に作らせる。実際には、動物の脾《ひ》臓から抗体産生細胞を取り出して、がん細胞と融合させて試験管内で増殖できるようにした上で、目的の抗体を作っている融合細胞を探し出す。融合細胞から目的の抗体をつくる遺伝子を取り出して動物細胞のゲノムに挿入し、その細胞を用いて工業的に製造したものが抗体医薬だ。

ただし、動物が作った抗体をヒトに投与すると異物として認識され、抗体に対する抗体（自己抗体）ができて体内から排除してしまう。マウスなどの動物に由来する抗体などのたんぱく質と、ヒトに由来するたんぱく質では微妙な違いがあるのだ。このため、かつては抗体を薬にするのは難しいと考えられてきた。

実際、1990年までに遺伝子組み換え技術で製造して承認された抗体医薬は、1986年にFDAが承認した抗CD3抗体であるオルソクローンOKT3（ムロモナブCD3）しかなかった。

OKT3はマウスに抗原を接種して取得した抗体を医薬品にしたもので、日本では腎移植後の急性拒絶反応に対して1991年に承認された。だが、副作用の問題もあって大きな売上高を獲得するには至らず、２０１０年には世界的に製造が中止されている。

キメラ抗体、ヒト化抗体の技術

自己抗体ができてしまうという課題を解決したのが、キメラ抗体やヒト化抗体の技術だ。キメラ抗体は、マウスにつくらせた抗体のY字型の腕の先端に相当する可変領域だけを残して、定常領域をヒト抗体に置き換える技術だ。定常領域はヒトの抗体のものなので、マウス抗体よりは免疫反応を起こしにくくなる。ヒト化抗体は、可変領域の中にあるＣＤＲだけをヒト抗体に移植する。ＣＤＲグラフティングとも呼ばれている。

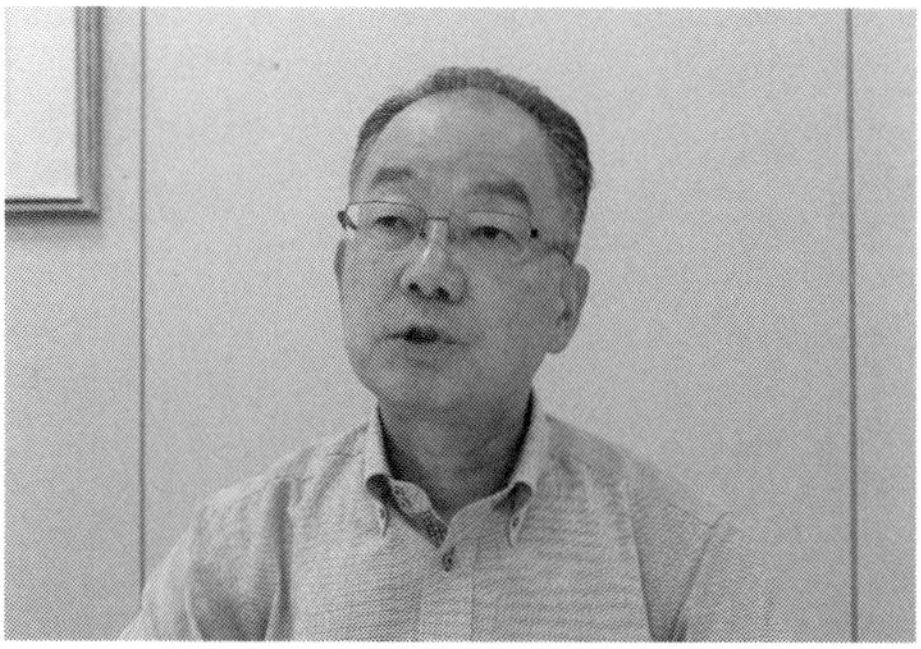

社内で抗体医薬の創薬をリードした服部有宏氏

抗体をヒト化する技術は、英王立医学研究所（ＭＲＣ）のグレゴリー・ウインターと、米プロテイン・デザイン・ラボのケリー・クイーンが、それぞれ別個に特許を成立させていた。１９９０年に中外製薬は、抗ＩＬ６受容体抗体をヒト化するためにＭＲＣに研究者を派遣し、その技術を習得した。その後、中外製薬で抗体医薬のプロジェクトが本格的に動き出したのは、２０００年に入ってからだ。

二重特異性抗体というアイデア

ある日、服部有宏は富士御殿場研究所内をうろついて研究員に声を掛け、様子を聞いて回っていた当時執行役員だった山崎達美を捕まえて、こう訴えた。

「低分子化合物もいいけれど、もっと抗体医薬のプロジェクトをやった方がいいのでは」

服部は「抗体医薬のプロジェクトを10個ぐらいに増やしてはどうか」と言うつもりだったのだが、山崎から逆にこう発破を掛けられた。

「抗体医薬に力を入れるというのだったら、数十個は手掛けないと駄目だ」

このやり取りをきっかけに、研究本部の中から抗体医薬の研究テーマを公募するプロジェクトが発足した。「ターゲット・ディレクテッド・リサーチ・グループ」(TDRG)と名付けられたこのチームのリーダーには、MRCでヒト化技術を習得してきた土屋政幸が、サブリーダーには服部が任命された。

研究員が提案しやすいように、フォーマットを作成してアイデアを募ったところ、約40個のアイデアが上がってきた。領域はがんや心血管系、免疫など、さまざまな分野にわたった。服部たちはそれをA3の表にまとめて議論を重ね、点数を付けて優先順位を検討していった。二重特異性抗体を利用した血友病Aの治療薬も、この公募プロジェクトに対して服部自身が提案したものだ。

2000年というと、日本で承認済みの遺伝子組み換え抗体医薬はマウス抗体のオルソクローンＯＫＴ３のみで、海外でもまだ10製品も発売されていなかった。しかも当時はまだ、国際ヒトゲノム計画によるゲノム解読が終わっていなかった。

疾患関連の遺伝子を、世界中の研究者が先を争って探索していた時代だ。今でこそ複雑な構造の改変抗体の研究に取り組む企業は増えているが、疾患関連遺伝子を特定できれば、その遺伝子がつくるたんぱく質に対する抗体医薬の開発にすぐに進むことができたこの時代に、二重特異性抗体のような難易度の高い技術開発にわざわざ挑戦しようと考えた研究グループがどれほどあっただろうか。

そんな時代に服部は、血液凝固第Ⅷ因子が働かなくても、第Ⅸ因子と第Ⅹ因子とに同時に結合して血液凝固反応を進めるという二重特異性抗体のアイデアを提案した。

服部は当時、血液凝固第Ⅷ因子とは異なるたんぱく質に作用して、血液凝固反応を抑制する抗体医薬の開発をめざした研究に関わっていた。このプロジェクトは結局、臨床試験をスタートせずに２００２年に終了したが、服部はこのプロジェクトを通して血液凝固反応全般に関する知識を獲得した。血液凝固に関連する試験管内の実験、動物実験などの経験も積み、専門医などとのネットワークもできていた。

その頃、服部は既存の血友病Ａの治療薬である血液凝固第Ⅷ因子製剤の作用時間を持続させる医薬品の研究を、別の社員が提案していることを知った。そのアイデアそのものでは実現は難しいと思ったが、この提案を聞いて血友病Ａの治療にはまだ満たされてないニーズがあることを知った。

服部は第Ⅷ因子に関する調査を進め、第Ⅷ因子が活性化して凝固反応を進めるのは、第Ⅸ因子と第Ⅹ因子との距離を一定に制御するからではないかと考えた。

「抗体のIgGの構造にはある程度自由度がある。第Ⅸ因子と第Ⅹ因子の両方に結合する二重特異性抗体をいろいろ作ってみたら、その中にたまたま第Ⅸ因子と第Ⅹ因子の距離をうまい具合に保つものが取れるかもしれない」

「しかも抗体なら皮下投与が可能で、血中半減期（血液中の含有量が半減するまでの時間）も長いので、長期間の効果が期待できる。第Ⅷ因子に対する自己抗体ができた患者にも効果が期待できる。抗体で血液凝固第Ⅷ因子を代替するという〝妄想〟がすんなりと生まれた」

服部はこう振り返る。

「夢のような薬になる」

中外製薬の社内公募に提案のあった40個近いテーマのうち、20個近くが2003年までに研究テーマとして正式に採択された。そのうち、2001年に採択されたテーマの中に服部が提案した二重特異性抗体も入っていた。

当時、服部の部下だった北沢剛久は服部のアイデアを聞き、「どうやって製造するのかなど課題は山ほどあるけれど、コンセプトは面白いと思った。理屈もよく理解できた」と語る。

中外製薬はこの血友病治療に使える二重特異性抗体に関して、2003年に奈良県立医科大学小児科教授の吉岡章と共同研究を開始している。当時、同大学小児科の准教授を務めており、中外製薬との共同研究に関わることになった嶋緑倫は、「抗体で第Ⅷ因子の代わりをすると初めて聞かされたときは、正直言ってピンとこなかった」と打ち明ける。

「皮下注射が可能だし、投与回数を減らせる可能性がある。しかも、自己抗体ができた患者にも使えるのは救いになる。夢のような薬になると思った」

2001年に正式に研究テーマと

図表6　**二重特異性抗体と抗原の関係**

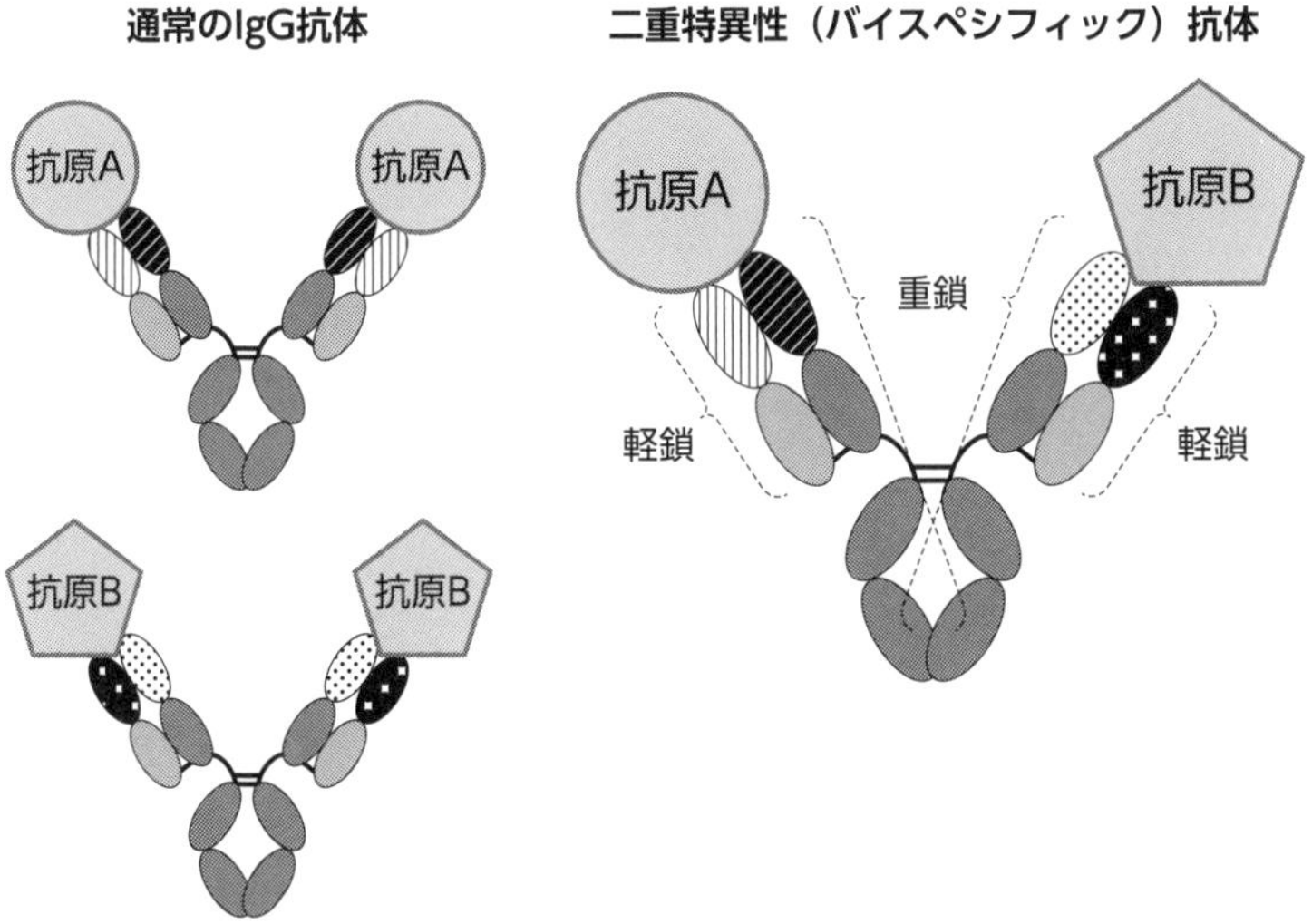

（出所）中外製薬の資料を基に作成。

して採択されたものの、服部のチームは別のテーマで忙しく、人的な余裕がほとんどなかった。このため、二重特異性抗体の作製はしばらく店晒しになっていたが、２００２年４月頃、研究所の動物実験室を薫蒸する予定が通知されてきた。

通常、動物に抗原を接種してから抗体を取得するまでには２カ月程度はかかる。秋にも動物実験室を薫蒸するということなので、そうなるとさらに半年以上も実験は遅れ、２００３年にずれ込むことになる。

「動物実験室が薫蒸される前にやっちゃいましょうよ」

北沢は服部にこう進言した。

「ならイチかバチかでやってみるか」

服部はそんな気持ちだった。

第Ⅸ因子と第Ⅹ因子をマウスに投与して計６６００個の抗体を作り、その中からアミノ酸配列の多様性に配慮しながら、第Ⅸ因子に対する抗体を20個、第Ⅹ因子に対する抗体を23個選抜した。

20個の第Ⅸ因子と、23個の第Ⅹ因子を組み合わせると、４６０種類の二重特異性抗体ができる計算となる。それを１つずつ作っては精製して実験をする作業は骨が折れたが、その中に弱いながらも第Ⅷ因子と同じ活性を示すものが見つかった。

「コンセプトは間違っていなかった」

服部は安堵した。ただし、４６０個から選抜した第一世代の二重特異性抗体は改良しても、活性はそれ以上強くはならなかった。ただ、やればいいものが取れてくる可能性があることは分かった。

服部たちは選択肢を増やし、４１００個の二重特異性抗体を作製して、その中から候補を探した。すると有力な候補が見つかってきた。第二世代と称されるこの候補は、試験管内の実験で、通常の第Ⅷ因子よりも速やかに血液凝固反応を進めることが分かった。

「俺たちは天然の第Ⅷ因子を超えるものを作った」

服部たちはそう言って鼻を高くした。しかし、二重特異性抗体の開発を進めるには解決しなければならない大きな課題が存在していた。

ゲノム抗体医薬研究部

１９９７年、大学院を卒業して中外製薬に入社した角田浩行が、最初に配属されたのは生産技術を担当する浮間研究所だった。大学で植物の遺伝子工学を学んできた角田が中外製薬への入社を希望した動機は、遺伝子工学を利用して開発した遺伝子組み換え医薬品などを既に扱っていたからだ。

生産技術の研究所にいても、抗体医薬や組み換えたんぱく質医薬を製造する際の宿主となるチャイニーズハムスター卵巣（ＣＨＯ）細胞の細胞株の構築など、遺伝子工学を利用した研究に携わることはできる。

しかし角田は「もっと遺伝子を取り扱う仕事がしたい」と希望して、入社3年後の2000年に富士御殿場研究所に移り、さらにその1年後に茨城県の中外分子医学研究所がちょうど抗体医薬の研究拠点に生まれ変わるタイミングで筑波研究所に異動した。

そんな角田の下に、服部たちのチームから二重特異性抗体をヒト化してほしいという要請があったのは、2003、04年ごろと、角田は記憶している。2002年10月、日本ロシュとの統合に合わせて、中外製薬にゲノム抗体医薬研究部という部が設けられ、部長には土屋が就任。筑波研究所と富士御殿場研究所の一部がその指揮下に置かれた。土屋はMRCで習得してきた抗体医薬のヒト化の技術を何人かの研究員に伝授してきたが、角田もその1人だった。

二重特異性抗体のヒト化を依頼された角田は、「ヒト化はできても、薬にはならないだろう」と思った。二重特異性抗体の遺伝子をCHO細胞株の中で発現させると、目的の分子構造の抗体だけをつくるのは困難だからだ。発現というのは、遺伝子の情報を基に、たんぱく質を生じさせることをいう。

IgGと呼ばれるY字型の抗体は、2つの重鎖と2つの軽鎖という4つの部品が会合してできている。通常は1種類の重鎖遺伝子と1種類の軽鎖遺伝子が細胞内で発現してIgGをつくるので1種類のIgGしかできないが、二重特異性抗体は2種類の重鎖遺伝子と2種類の軽鎖遺伝子とを、1つの細胞の中で発現させる。すると、組み合わせによって10種類ものIgGができてしまう。

角田がこの課題に気づいたのは、ほぼ同時期にトロンボポエチン（ＴＰＯ）のアゴニスト抗体の研究プロジェクトに関わっていたからだ。ＴＰＯのアゴニスト抗体というのは、二重特異性抗体に引けを取らないぐらいの革新的なプロジェクトだった。

たんぱく質でできた４つの部品からなるこの薬も、細胞内でたんぱく質が自然に会合するのに任せてつくると、２種類の異なる構造になった。研究段階では、目的とする方だけを精製して実験すればいいが、商業化を視野に入れると、目的の方だけをどうやって生産できるようにするかが課題となる。

「生産段階で、目的の分子だけを分離、精製するのは大変だということが分かっていた」

と角田は振り返る。

アミノ酸改変という〝禁じ手〟

このときに角田と一緒にＴＰＯアゴニスト抗体の研究に関わっていたのが井川智之だ。２００１年に入社した井川は、研究所で抗体をつくるのではなく、分析する部署に配属された。開発候補となる直前の抗体について分析方法を作ったり、電気泳動をして物性を調べたりするのがその仕事だった。

井川は工学系の大学院を修了して中外製薬に入社したが、大学院で研究していたテーマは人工の酵素だった。同じ研究室から製薬企業に入社した人間はいなかった。「製薬業界の採用活動が始まったので幾つかの製薬企業を受けたが、ほとんどの会社は書類選考で落とされた」と井川は語る。たまたま入社したのが中外製薬だった。

ＴＰＯアゴニスト抗体の物性は、ＩｇＧなどとは違ってひどいものだった。溶液中に保存するとどうやっても凝集してしまい、安定的に保存するのが難しかった。添加剤などを工夫してもどうしようもなかったので、井川は角田に「アミノ酸を少し改変してみないか」と持ち掛けた。

抗体医薬は、生体内でつくられるＩｇＧという天然の物質を応用して医薬品にしたものだ。天然の物質に手を入れれば入れるほど、生体にとっては異物として認識されるようになるというのがその当時の常識だった。

「ヒト化以外の目的で抗体のアミノ酸を改変したのは、この時が初めてだったかもしれない」

と井川は言う。井川と角田がアミノ酸を改変したいと申し出たとき、土屋は「面白そうだからやってみては」と後押しした。

「あのとき、ＯＫが出なければ今はなかったかもしれない」

と井川。当時〝禁じ手〟とされてきたアミノ酸改変に手を出そうとした若手研究者コンビのアイデアと、それを容認した上司の存在が出発点だ。

角田と井川のコンビは解決策を見いだした。ヒトの体を構成するたんぱく質のアミノ酸は20種類あるが、種類によってプラス、マイナスといった電気的な性質が異なる。部品となるたんぱく質同士がくっつく部分のアミノ酸を置き換えて、電気的に反発したり、引き合ったりする性質を持たせた。すると狙い通り、目的の構造のものだけが作れるようになった。

「アミノ酸を改変して電荷を変えるだけでこんなことができるのだと驚いた」

と井川は言う。ＴＰＯアゴニスト抗体のプロジェクトは残念ながら臨床試験を開始する前に中止となってしまったが、二重特異性抗体につながる経験とアイデアを獲得できた。

「ＴＰＯアゴニスト抗体の経験は大きな財産になった。これをきっかけに、抗体医薬にはヒト化が必要なだけではなく、改良を重ねて最適化をする必要があるという認識が研究所内に広がっていった。ＴＰＯアゴニスト抗体と二重特異性抗体を同時期に研究していたことがイノベーションにつながった」

角田はこう語る。

医薬品の研究開発において、薬になりそうな化合物を見つけてから、実際に臨床試験を進める化合物を決定するまでにさまざまな改変を施してより最適なものを探し出す作業を「最適化」という。

低分子化合物の創薬では、臨床試験を開始してから予期せぬ副作用などで中止となるリスクを減らすために、場合によっては年単位の時間をかけて最適化を行うのが常識だった。

だが、抗体医薬の開発初期にはこの作業が十分には行われていなかった。最適化に時間をかけているよりも、実用化を急いだ方が競争上有利だし、低分子化合物と違って予期せぬ副作用の出現が少ないことも背景にあったと思われる。

ロシュの傘下入りと開発中止命令

角田や井川が二重特異性抗体の研究に関わっていたのは、中外製薬とロシュとの戦略的提携が動き出した直後だ。ロシュの傘下には、抗体医薬の技術で世界をリードする米ジェネンテックがある。ただ、中外製薬がロシュの傘下入りをしたからといって、ジェネンテックの抗体技術にアクセスできるようになるわけではなかった。

2004年から2015年まで抗体医薬の創薬を指揮した服部は、こう振り返る。

「低分子の創薬では、ロシュの化合物データベースを利用できるといったメリットがあったが、バイオ医薬品はあまり関係なかった。ロシュの研究者と議論することで、自分たちの創薬の考え方が間違っていなかったと確認できたが、基本的に創薬では、ロシュやジェネンテックは競争相手という認識だった。独自技術を強化しなければならないという強迫観念があった」

ロシュの傘下に入ったことで、中外の研究陣はむしろ独自技術を追究する必要に迫られたのだ。

ロシュとの提携が動き出した2002年10月、ゲノム抗体医薬研究部が発足し、角田が所属する筑波研究所と富士御殿場研究所の抗体医薬のチームがその配下に収まった。

2003、04年頃、服部のチームから角田の下に、二重特異性抗体のヒト化が依頼された。角田が「第一世代」と称される４６０種類の抗体から選抜された二重特異性抗体のヒト化に取り掛かっていたとき、富士御殿場研究所から「もっと活性の高い抗体が見つかったので、そちらに変更したい」と言ってきた。４１００種類から選抜した「第二世代」の二重特異性抗体の中に、第Ⅷ因子を上回る活性を示すものが見つかったからだ。

ところが、二重特異性抗体を作るために、抗体の重鎖の遺伝子2種類と、軽鎖の遺伝子2種類とを同じ細胞の中で発現させると、組み合わせにより10種類の抗体分子ができてしまう。そのうち、目的の有効性を示すのは1種類だけだ。これでは製造しようとしたときに非常に効率が悪い。

この課題を解決するために、角田は既にジェネンテックが論文で発表していた「軽鎖の共通化」というアイデアを利用した。試行錯誤を繰り返しながら、軽鎖をうまい具合に改変して、抗原に対する結合力は残したまま、共通の1つの軽鎖にすることができた。これにより、出来上がる二重特異性抗体の分子を10種類から3種類に減らすことができた。

ただ、それだけではY字の手の一方が第Ⅸ因子に、もう一方が第Ⅹ因子に結合する二重特異性抗体は2分の1の確率でしかできない。自然な会合に任せていると、両手とも第Ⅸ因子に結合する抗体が4分の1、両手とも第Ⅹ因子に結合する抗体が4分の1生じてしまう。

ここでＴＰＯアゴニスト抗体の経験が生きた。アゴニスト抗体ではアミノ酸を置き換えて電気的に引き合ったり、反発し合ったりする性質を持たせることで、異なる構造が出来上がるのを回避した。

同じアイデアを重鎖同士が結合する部分に持ち込み、第Ⅸ因子に対する抗体の重鎖同士、第Ⅹ因子の抗体の重鎖同士は電気的に反発し合い、異なる重鎖同士が電気的に引きつけ合うようにした。

井川が分子をデザインし、角田が実際に改変抗体を作製、出来上がった抗体を井川が評価し、目的の二重特異性抗体がつくられるようにした。万一、目的外の抗体ができてしまっても、抗体製造の精製工程で不純物としてはねのけられるように、さらなるアミノ酸改変を施した。

こうして当初から難題だった二重特異性抗体の製造面の課題をクリアし、特許出願も終えたところで問題が持ち上がった。試験管の中での実験では、第Ⅷ因子を上回るほど速やかに凝固反応を引き起こしていた第二世代の二重特異性抗体だったが、動物実験の結果がどうも安定せず、さまざまな評価を行ううちに問題点があることが分かってきた。

結局、２００６年10月、第二世代の二重特異性抗体の開発に対して、会社から「中止」の決定が下された。服部が46歳のときだった。その2年半前の２００４年4月、服部は土屋に代わってゲノム抗体医薬研究部の部長になっていた。

「医薬品はアイデアを出して製品になるまでに15年はかかる。もう部長になっていたし、自分でまた新たなアイデアを出すのもどうしたものかと逡巡した」

服部はこう振り返る。ここから、服部たちの新たな挑戦が始まった。

実験に次ぐ実験

経営陣が下した決定を聞いても、研究所の服部たちは諦めきれなかった。「中止と言われて2、3日は落ち込んだ。だが、一緒にやってきた仲間も、みんなもう一度やろうと言ってきた。それでいろんなアイデアをてんこ盛りにして、『動物実験で安定した活性を示す抗体を取得するプロジェクトにもう一度挑戦させてほしい』と申し出た」と服部。中止の決定からほぼ1カ月後の2006年11月のことだ。

これに対して会社側は、「2008年6月までにリード抗体を取得すること」と、期限を切って再挑戦を認めた。リード抗体、つまり、その後に「最適化」と呼ばれる作業はあるものの、「これで開発を進める」と決断できる候補をつくり出すまでに許された時間は1年半。服部たちにとっては、まさに背水の陣だった。

挑戦は、2006年11月に始まった。第一世代では460個の二重特異性抗体から候補を探し、第二世代では4100個の二重特異性抗体から候補を探したが、うまくいかなかった。そこで服部たちは、さらにもう1つ桁を増やして、第Ⅸ因子に対する抗体200個、第Ⅹ因子に対する抗体200個の組み合わせ、合計4万個の二重特異性抗体から種となるリード抗体を探索する方針を打ち出した。

「4万個という数字は、多様な抗体から探索しようと考えてのものだ。マウスだけでなく、ウサギやラットなどに免疫して多様な抗体を取得した。1年半という時間と、10人程度というメンバーの規模から、何とかやり切れる最大の数字が4万個だった」

服部はこう説明する。

動物に免疫して抗体を作製した後、定常領域をヒト化し、培養細胞の中で二重特異性抗体を発現、精製する。そうやって取得した二重特異性抗体の1つ1つについてアッセイと呼ばれる実験を行い、その活性を調べるという作業を来る日も来る日も繰り返した。4万個の抗体に対して実験を行うとなると、試薬代もばかにならない。

そのため、「通常なら100μLの試料で実験を行うところを、試薬代を節約するために数μLの試料で実験を行えるような工夫をした。実験の腕を磨いて、泥臭くやり通した」とチームのメンバーだった北沢は振り返る。来る日も来る日もアッセイを繰り返し、「アッセイ職人のようだった」という。

力技の作業だったが、チームの士気は高かった。毎日夜遅くまで実験がしたくてやっているような感じだった。

「通常のプロジェクトなら競合他社がいるので、われわれが諦めても誰かがやる。だが、このプロジェクトはわれわれしかやっていない。患者のためにも、諦めてどうするんだという思いがあった」

こうして実験に明け暮れながら、4万個の二重特異性抗体から絞り込みをかけて94個の抗体を選別した。その後の作業も含めてまだまだ難問の連続で、決してすんなりと運んだわけではないが、いずれにせよ最終的にＢＳ15というリード抗体が同定された。08年6月末までという約束の期限の、実は数日後のことだった。

そこからは約2年かけて、リード抗体の最適化に取り組んだ。「リード化合物の最適化」（リードオプティマイゼーション）は、低分子化合物の創薬においては必須の作業だが、抗体医薬の創薬においては一般的ではなかった。

ただ、中外製薬においては、角田、井川のコンビで改変抗体を作製したのをきっかけに最適化に取り組むようになり、技術に磨きをかけていった。

「このプロジェクトを通して、抗体分子の多面的最適化（マルチ・ディメンショナル・オプティマイゼーション）の手法を確立していった」

と井川は振り返る。

2年近くの時間をかけて取り組んだ多面的最適化作業の結果、２０１０年にhＢＳ９１０が開発候補品に決定した。後にヘムライブラの商品名で発売される第三世代の二重特異性抗体、ＡＣＥ９１０（一般名エミシズマブ）は、このようにして創製されるに至った。

小規模な臨床試験に大きな反響

だが、医薬品はヒトで評価されるまでは、安全性、有効性とも確信は得られない。このため、２０１２年に始まった臨床試験の結果を待たざるを得なかった。臨床試験の第1相は、通常なら健常者のみを対象にして安全性を評価するが、ＡＣＥ９１０の第１相試験では安全性と同時に出血を抑制するための予防投与の探索的な効果を検証することを目的に、血友病Ａの患者にも投与することになった。

患者を対象とした第１相試験は奈良県立医科大で行われた。18人の日本人患者を、投与する用量に応じて３つのグループに分けて、ＡＣＥ９１０を週１回、皮下投与した。その結果、いずれのグループとも12週間の投与期間中に出血の頻度は大きく減り、18人中13人は投与期間中に全く出血しなかった。

この第１相試験の結果は、２０１４年12月にサンフランシスコで開催された米血液学会総会で発表されたが、その前の５月にオーストラリアのメルボルンで開催された世界血友病連盟（ＷＦＨ）の国際会議でもその一部が報告されている。

抄録では、ＡＣＥ９１０の安全性、忍容性、薬物動態、および薬力学的プロファイルを紹介することとなっている。発表者である奈良県立医科大の嶋緑倫は、第１相試験で血友病患者に投与したデータの一部を紹介した。

中外製薬の北沢とＡＣＥ９１０のプロジェクトリーダーである齊藤浩之はこのときのことをはっきりと覚えている。座長を務めていたフランス人の医師が、そのデータに対して「分かりやすいほど驚いていた」からだ。齊藤は、「あのときの会場の反響を見て、ＡＣＥ９１０に対する手応えを感じた」と言う。

齊藤は２００６年４月まで、富士御殿場研究所のゲノム抗体医薬研究部に所属し、服部のチームの一員だった。第二世代の二重特異性抗体の臨床試験などの指揮を執るプロジェクトリーダーをアサインされて本社に異動して半年後に中止が決まった。

齊藤には研究所に戻るという選択肢もあったが、そうはせず、本社に残ってロシュから導入した開発品の日本市場におけるプロジェクトリーダーを務めることにした。プロジェクトマネジメントという仕事に興味を持ったのと同時に、研究所の仲間たちが、「もっと良い抗体を必ず本社に届けます」と言ってくれたからだ。２０１０年からはＡＣＥ９１０のプロジェクトリーダーに就任し、臨床試験など開発の指揮を執っていた。

患者に投与した初めてのデータを見て手応えを感じていたのは、恐らくロシュの担当者も同じだっただろう。それまで血友病治療薬を扱った経験がなかったロシュは、恐らくＡＣＥ９１０のことを慎重に見ていた。

ところが、２０１４年５月の国際会議で第１相試験のデータが紹介されると、２カ月後の７月には中外製薬との間でＡＣＥ９１０のライセンス契約を締結した。翌15年11月にはロシュが主導する形で、臨床試験の最終段階にあたる第３相の国際共同治験が始まった。

「やると決めてからはロシュは早かった。たちどころに第３相試験のチームをつくり上げるのを見て、すごいと思った」

嶋はこう振り返る。

製造部隊の苦悩

医薬品の開発をめぐるストーリーでは、どうしても研究や開発にスポットが当たりがちだが、製造も極めて重要だ。どれだけ革新的な候補化合物であっても、量産化が難しかったり、製造コストが高止まりして採算が合わなかったりすれば、製品として日の目を見ない可能性もある。

二重特異性抗体というユニークな医薬品の研究開発を進めるに際して、抗体を設計する段階から製造しやすさを視野に入れてきた。軽鎖を共通化したり、アミノ酸を置換したりしながら、目的の分子構造の抗体だけを製造できるよう、角田、井川らは抗体の設計技術を確立していた。それがＡＣＥ９１０の分子設計に生かされていた。

とはいえ、製造側の立場としては、実際に量産した場合にきちんと製造できるかは気が気でなかったに違いない。

「コンセプトを聞いたとき、何てものを作ってくれたんだ、という思いがした」

現在は生産子会社である中外製薬工業の社長を務める田熊晋也がそう振り返るのも無理はない。「でもそれを製造できるようにするのが、われわれのミッションだ。すぐにチャレンジしてやろうという気持ちに変わった」。

エミシズマブの製造で厄介だったのは、同じ重鎖同士が会合した抗体ができてしまうことだった。アミノ酸を改変して同じ重鎖同士は電気的に反発し合うようにしたが、それでも全くゼロにはできなかった。

二重特異性抗体の原薬において、同じ重鎖同士が会合した抗体は不純物であり、医薬品としての活性を低下させる一因となる。

だから原薬の中から極力除去しなければならないが、有効成分である二重特異性抗体と形が似ているだけに、取り除くのは容易ではない。抗体を産生する細胞株を選ぶ際や、培養条件、精製方法を検討する中で、極力不純物ができないよう、製造部隊の方でも工夫を重ね、削減に努めた。

製薬本部の研究陣がこの作業を開始するのは、研究本部で候補抗体を決めた後になる。エミシズマブの場合は２０１０年に開発候補にすると決定してからだ。その後、臨床試験でヒトへの投与を始めるまでの間に、産生する細胞株を決め、全く同じ抗体を作り続けることができるよう、「マスターセルバンク」を完成させなければならない。

しかも細胞の培養や精製は、小さなフラスコでやっている段階ではうまくいっても、大きなタンクで大量培養したり、大量に精製したりしようとするとうまくいかない場合もある。このため、培養方法や精製方法を念入りに検討する必要があるが、あまり時間をかけていると、今度は臨床試験のスタートが遅れてしまう。

「グローバルのトップ企業は15カ月ぐらいでこれを行う。それに追い付け追い越せで取り組んだ」

田熊はこう説明する。

製造ではこんな問題にも直面した。治験薬については東京都北区にある浮間工場のＵＫ１、ＵＫ２という設備を利用したが、製造販売承認取得後の商業生産は新設したＵＫ３棟で行う計画が浮上した。２０１５年、３７２億円を投じて６０００Ｌのタンクを６基備え、多品種少量生産に適したＵＫ３棟を建設することを決定した。

ところがその後、エミシズマブの開発は順調過ぎるほど順調に進み、２０１７年には日米欧で製造販売承認申請にこぎ着けた。そうなるとＵＫ３棟での生産では間に合わない。結局、ＵＫ３棟は２０１９年６月に稼働したものの、「バリデーション」と呼ばれる、工程の検証作業を行う必要があり、実際にヘムライブラの製造を開始するのは２０２０年に入ってからとなった。

そこで、当初の商業生産は、治験薬を製造してきたＵＫ１、ＵＫ２で行うことになった。治験薬も「治験薬ＧＭＰ」を満たした施設で製造する必要があるが、治験薬ＧＭＰは医薬品のＧＭＰとは若干の違いがある。

ＵＫ１、ＵＫ２が治験薬ではなく商業生産のＧＭＰを満たすように修正し、ＦＤＡをはじめとする幾つかの国の当局からの査察を受け入れるなど、各国の規制当局に対応する必要も生じた。日本、米国だけでなく、メキシコやトルコなどからも、規制当局の担当者が査察に訪れた。ロシュのネットワークを通じてグローバルで販売するとなると、さまざまな国の規制当局からのさまざまな言語による質問に答えなければならない。田熊らは、一時はその対応でてんてこ舞いにさせられた。

出血をゼロにする薬

ロシュ主導の第3相試験は、インヒビターを保有する成人（12歳以上）、インヒビターを保有する小児、インヒビターを持たない成人に、それぞれ週1回または2週に1回投与する試験と、インヒビター保有者と非保有者を含めて成人に4週に1回皮下投与する4つの試験が行われた。

このうち1つ目の臨床試験の結果は２０１７年8月に医学誌ニュー・イングランド・ジャーナル・オブ・メディシンに掲載された。

第3相臨床試験の結果を基に、ロシュと中外製薬は各国の規制当局に承認申請を行っていった。まずはインヒビターを保有する小児を含む患者に対して、２０１７年6月に欧州、同年7月に日本で承認申請を提出。米国でも同年8月に承認申請が受理されている。

その際、ＦＤＡは優先審査に指定し、わずか3カ月後の同年11月、インヒビターを保有する成人および小児の血友病Ａ患者に対する週1回の皮下投与による予防投与療法を承認した。インヒビター保有患者に対しては、その後、２０１８年2月に欧州、同年3月に日本でも承認されている。

続いて、インヒビター非保有の血友病Ａ患者への適応拡大と、2週に1回または4週に1回の皮下投与という用法・用量の追加が、２０１８年10月に米国で、同年12月に日本で、２０１９年3月に欧州で承認された。

それ以降、商品名をヘムライブラと付けられたこの血友病Ａの治療薬は、承認国を増やしながらグローバルの売上高を順調に伸ばしている。世界で約3800億円の売上高の大ヒット商品に育ち、証券アナリストの中には、「50億ドル、60億ドルにまで売上高は伸びる」とする声もある。

独自の創薬プラットフォームを確立

ヘムライブラは中外製薬に二重特異性抗体という新しいモダリティの技術基盤をもたらした。異なる2つの抗原に取りついて近接させることで相互作用を促す二重特異性抗体は、特定の抗原たんぱく質の働きを妨げる通常の抗体とは明らかに異なるモダリティに位置付けられるものだ。

この技術を確立したことで、創薬の可能性が広がった。2022年2月の決算説明会では、自社創製品としては、血友病Aを対象にしたさらに新しい二重特異性抗体NXT007と、がんを対象にした二重特異性抗体ERY974の2品目で第1相臨床試験を行っている他、3つの候補品が動物を使った非臨床試験の段階にあり、それ以外に9品目の二重特異性抗体で創薬研究を行っていることを明らかにした。

さらに加えて、「これが自信となって、より多様な改変抗体に挑戦していくマインドも生まれた」とヘムライブラの生みの親である服部は言う。

実際、TPOアゴニスト抗体や二重特異性抗体を経験した井川は、アミノ酸を置換することで抗体の体内での挙動をさまざまに制御するアイデアを発案した。その1つとして、通常なら血液中で抗原と結合した後、細胞内に取り込まれて分解されるところを、細胞内で抗原を手放すようにアミノ酸を改変した抗体を作製した。

この抗体は、細胞内で抗原を手放した後、再び血液中に出てきてまた別の抗原に結合するため、「リサイクリング抗体」と名付けられた。

何度も血液中にリサイクルされて働くため、この技術を使った抗体は、少量でも効果が持続する。実際に中外製薬はこのリサイクリング抗体の技術を適用した「エンスプリング」という抗体医薬を開発した。

エンスプリングは２０２０年に中外製薬とロシュグループが「視神経脊髄炎スペクトラム障害」（ＮＭＯＳＤ）という希少な疾患を対象に発売した。競合品と違い、４週に１回、在宅で自己注射できる製剤として、売上高を伸ばしている。

２０１０年に科学誌ネイチャー・バイオロジーにリサイクリング抗体の技術を発表すると、中外製薬と井川の名前は業界内にたちまち広まった。井川はこのリサイクリング抗体を皮切りにして、アミノ酸を改変して独特の性質を持たせた改変抗体を次々に提案していった。

「自分は工学の出身だったから、薬物動態（生体内での医薬品の挙動）を数学的に考えることができた。社内で抗体医薬に関わっていた多くの人は生物系出身者だった。自分に工学のバックグラウンドがあったのが良かったかもしれない」

井川はリサイクリング抗体以外にも、血液中の抗原をスピーディーに消失させる「スイーピング抗体」、がんなど特定の物質があるところでだけ標的の抗原に結合する「スイッチ抗体」など、新しい性質を持つ改変抗体を、アミノ酸の置換により作り出していった。それぞれが体内で特徴のある挙動を示し、新しいモダリティと位置付けられるプラットフォーム技術だ。

この創薬プラットフォームから新たな抗体医薬の候補品を創出するため、中外製薬は2012年7月、シンガポールに100%子会社の中外ファーマボディ・リサーチ（CPR）を設立した。

この結果、抗体医薬は中外製薬の強力な成長エンジンとなり、2022年2月現在、申請中のものも含めると9つの抗体医薬が臨床試験段階にある。

1つ1つアミノ酸を置換しながらその挙動を実験で確認するところから始まった抗体改変の取り組みが、機械学習などの技術も活用しながらさらなるイノベーションを遂げつつある。「多面的最適化」の取り組みも、装置の自動化などにより、1週間で数千個の抗体をデザインして評価できるまでになった。

服部が04年4月にゲノム抗体医薬研究部の部長に就任した当時、既に海外には抗体メジャーと呼べるような企業が林立していた。

「ちょっと思いついて特許を出願しようと調べてみると、既にジェネンテックや米アムジェンが先に出願していたということがざらにあった」

服部はこう振り返る。

「精緻で緻密という日本人の特長を研究に生かせば強みになる。そう考えて、無駄も承知で徹底的にやり抜いた。米ベンチャーにいた研究者にその話をすると、『そこまでやっている企業は世界中探してもない』とあきれられた」

「２０３０年には、毎年自社創製のグローバル品を発売できる会社になる」

２０２０年に社長に就任し、翌21年からは最高経営責任者（ＣＥＯ）を兼務している奥田修は今、そんな成長戦略を掲げている。そうした意欲的な目標を掲げることができるのも、時間をかけて作り上げてきた創薬プラットフォームがあるからだ。

第7章

異例のスピード認可を受けた第一三共のがん治療薬「エンハーツ」

「われわれはがんに賭ける。そのために組織もつくる。欲しいのはあなただ」

（中山讓治第一三共社長＝当時＝が、英アストラゼネカの抗がん剤グローバル開発担当のアントワン・イヴェルをヘッドハントしたときの言葉。2016年1月）

申請受理から2カ月で承認取得

2019年12月20日、米食品医薬品局（FDA）は第一三共のトラスツズマブデルクステカン（一般名、開発番号はDS–8201）を承認した。適応は「2つ以上の抗HER2（ハーツー）療法を受けたハーツー陽性の手術不能または転移性乳がん」。つまりハーツーというたんぱく質が細胞表面にある乳がんに対して、〝サードライン（3次治療）〟、すなわち、1番目、2番目の薬が効かなかったときの第３の手段として使用することが承認されたのだ。

この承認は異例中の異例だった。まずはそのスピードだ。ＦＤＡは19年10月に申請を受理してからわずか2カ月で承認した。申請受理時に「優先審査（プライオリティーレビュー）」に指定しており、通常の医薬品よりも短期間で審査を進めることになってはいたが、審査終了予定は6カ月後の２０２０年4月以降だった。それがわずか2カ月で承認されたことから、その異例さが分かる。

もう1つは申請したデータが、他の治療薬などと比較した対照試験ではなかったことだ。抗がん剤では対照試験なしで承認されることはあるが、それでも臨床試験の早期段階で顕著な効果を示した場合などに限られる。その場合、承認は条件付きでなされ、実施中の第３相試験で有用性を示さなければならない。トラスツズマブデルクステカンの承認も条件付きだが、第３相の結果を待たずに早期承認する意義がある薬だと判断された。

これを受けて第一三共は２０２０年1月7日、「ＥＮＨＥＲＴＵ」（エンハーツ）の商品名で、米国で発売した。日本でもほぼ同じデータを基に２０１９年9月に製造販売承認申請を行い、20年3月、「化学療法歴のあるハーツー陽性の手術不能または再発乳がん」を対象に承認を取得した。こちらも条件付き早期承認制度の下、優先審査により承認されたものだ。

ハーツー陽性とは、事前の検査でがん組織にハーツーたんぱく質が存在すると確認されているということだ。異例の扱いは、臨床試験の結果がそれだけ良かったからだ。米国での承認直前、ハーツー陽性の乳がん患者を対象とするグローバル第2相臨床試験の1つの結果が、米国のシンポジウムで紹介されている。

既存の治療薬では治らなかったハーツー陽性転移性乳がん患者の60%で腫瘍が完全に消失または30%以上の減少が見られた。臨床試験参加者の13・6%に間質性肺疾患（ILD）と呼ばれる副作用が生じたが、10・9%はほとんど症状がないか、軽い症状だった。シンポジウムで発表を行ったダナ・ファーバーがん研究所の医師は、「この治療の可能性に興奮している」と語った。

第一三共の経営陣も、この薬には大きな期待を寄せてきた。何しろ当時会長だった中山讓治は、社用車のナンバープレートを開発番号の「8201」に取り換えたほどだ。発売後、順調に浸透を図るとともに、適応症の拡大も進んでいる。

エンハーツ承認初年度は米国で32億円の売上高にとどまったが、2020年度は日米で301億円、2021年度は欧州やアジアなどにも市場を広げて612億円の売上高を見込む。これに契約一時金や開発マイルストーンなども含めると、2021年度にエンハーツが第一三共にもたらす売上収益は766億円に達する見通しだ。

もちろん今後、思惑通りに対象のがんを増やせるかどうかは分からない。だが、この薬が日本企業の根気強く、コツコツとした地道な積み重ねから生まれた革新的な医薬品であることに間違いない。なぜ第一三共が生み出し、臨床試験を開始してからわずか4年3カ月という短期間で承認獲得に成功したのかを振り返る。

背水の陣で抗体医薬の研究に挑む

エンハーツは、ハーツーというたんぱく質を標的とする抗体に、低分子化合物の薬物を結合した抗体薬物複合体（ＡＤＣ）と呼ばれるタイプの医薬品だ。抗体に低分子の化合物を結合してがん細胞などに届けることで、がん細胞などの病変部にピンポイントで薬物を作用させることを狙う。

抗体などを使って病変部にだけ薬剤を届ける「ミサイル療法」のコンセプトは、遺伝子工学の成果であるモノクローナル抗体が登場して間もない頃からあった。しかし、現実には研究開発は簡単ではなかった。これまでに実用化にこぎ着けたＡＤＣは、エンハーツが発売される時点では、５品目しかなかった。

２０００年に米国で承認された米ファイザー（旧ワイス）の「マイロターグ」、２０１１年に米国で承認された米シアトル・ジェネティックスの「アドセトリス」、２０１３年に米国で承認されたロシュグループの米ジェネンテックと米イムノジェンが共同開発した「カドサイラ」、やはりワイスの研究から始まって２０１７年に承認された「ベスポンザ」、アステラス製薬がシアトル・ジェネティックスと共同開発して２０１９年12月に米国で承認されたばかりの「パドセブ」がそれだ。

第一三共は、旧三共と旧第一製薬の経営統合により、２００７年４月に発足した。旧第一製薬はバイオ医薬品の研究はほとんど手掛けてこなかったが、抗がん剤の塩酸イリノテカンの共同開発をヤクルト本社と1980年代に開始しており、抗がん剤の研究の財産があった。

一方の旧三共は伝統的に発酵研究を強みとしてきた。例えば、1989年に発売され、業績拡大の牽引役となった脂質異常症治療薬「メバロチン」(プラバスタチン)はアオカビが分泌する物質であり、その原薬は今も微生物を使った発酵法で生産されている。

旧三共では95年頃に、米プロテイン・デザイン・ラブズとヒト化技術で提携するなどして2つの抗体医薬の開発プログラムを立ち上げたが、結局、製品化には至らなかった。

ただ、それでも90年代から福島県いわき市にある小名浜工場(現在は原薬製造子会社の第一三共ケミカルファーマに所属)内に小規模な培養タンクを設け、バイオ医薬の製造技術を社内で培ってきた。その意味で、エンハーツは旧第一製薬と旧三共の経営統合が生んだ成果ともいえる。

「このまま三共は抗体医薬をやらなくていいのだろうか?」

ADCのプロジェクトの出発点は、そんなある研究者の疑問だ。研究者とは、その後、ADCのワーキングチームを率いた我妻利紀だ。

我妻は言う。

「90年代半ばから抗体医薬の研究開発に取り組んでいたこともあって、技術はそろっていた。にもかかわらず、2000年代に入ってしばらくすると『抗体は難しい』という雰囲気になり、研究所内で誰もやろうとしなくなった。ゲノムの研究が進む中で、低分子だけでなく、抗体医薬もやらなければまずいのではないかという思いがあった」

2003年にヒトの全ゲノムが解読されると、疾患に関連するたんぱく質の遺伝子解析が加速した。その研究成果をすぐに実用化できるのが抗体医薬である。つまりゲノム研究の成果が、飲み薬にできる低分子化合物から抗体医薬などのバイオ医薬品へのシフトを後押ししたといえる。

我妻は、伝手をたどって米国で抗体の研究を手掛けているベンチャーなどを訪問して回った。数人の小さな会社から数百人の規模の会社まで30社程度を訪問して導き出した結論は、以下のようなものだった。

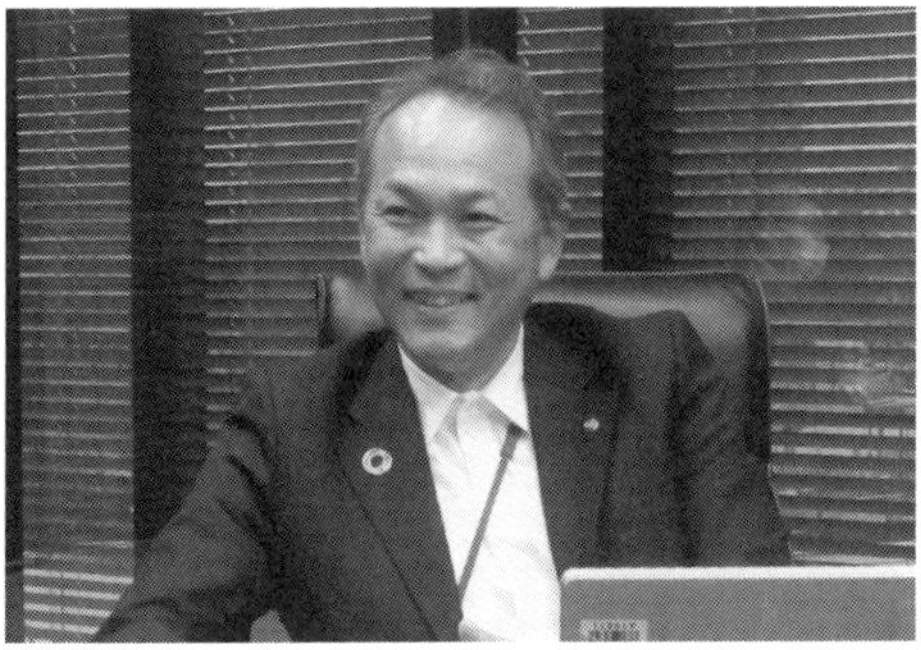

我妻利紀・第一三共オンコロジー第一研究所長

「良い標的があった」「最新の研究から手つかずの標的を見いだした」などというアプローチでは単発で終わってしまう。若手の研究者に対して、将来まで研究の場を与えられるようなロングタームの取り組みにしていかなければならない――。

2004年、我妻は抗体医薬の研究を研究戦略部に提案した。それが認められ、3年間の期間限定、研究員4人という体制で抗体医薬の研究がスタートした。

期間限定は、「大きな投資を判断できる段階ではないので、試しにやってみろ」といった意味だったが、我妻は「低分子との両にらみで研究して、失敗すれば低分子をやればいいというような態度ではうまくいかない」と、敢えて背水の陣を敷いて抗体の研究だけに取り組んだ。

「抗体薬物複合体なら勝てる可能性がある」

我妻たちがこだわったのは、複数の品目を創出し、開発まで持っていけるプラットフォームを社内につくり上げることだった。しかも単純な抗体では完全に出遅れている。「次世代技術」と呼ばれている分野で、ユニークかつ競争力のある基盤をつくるにはどうすればいいか。多重特異性抗体をはじめとするさまざまな技術の中で、何にどう取り組めば自分たちの強みをつくっていけるのかを検討した。その中から浮上したテーマが抗体薬物複合体（ＡＤＣ）だった。

「当時の外部環境と自社の技術などを分析していく中で、当時のＡＤＣの既存技術がまだまだ未成熟であることが分かった」と我妻は言う。当時、アドセトリスやカドサイラなどのＡＤＣが臨床開発段階に姿を現しつつあった。

「抗体の技術を持つベンチャーと同じ土俵で戦ってもなかなか難しそうだという感触があった。ただ、ＡＤＣであれば競合はまだ多くないし、製薬企業でやっているところもあったけれど、それほどマンパワーはかけていなかった」

「抗体の技術をベースとするベンチャーは抗体の技術は優秀だけど、体内動態や毒性などの分析は外注先にほとんど丸投げであまりじっくり検討していなかった。低分子化合物を専門的にやってきた立場からすると、そこをどれだけしっかりやるかで技術の完成度が違ってくると思った。だから彼らに勝てる可能性は十分あるのではないかと考えた」

我妻はこう語る。

通常の低分子の創薬なら化合物を徹底して磨き上げ、薬物動態（化合物の吸収・分布・代謝・排せつといった体内での挙動）や毒性などの面から最適な化合物にしようとする。ところが、バイオ医薬品の世界は違う。例えば抗体では、１つ１つの分子にくっついている糖鎖の構造が異なり、完全に均一な物質を作り出すのが難しい。だから品質などに対する考え方も低分子ほど厳密ではない。

実際、既存のＡＤＣは、バイオ医薬品と同じように十分に作り込まれたものとはいえなかった。例えば１つの抗体分子に結合する薬物の数だ。カドサイラには平均３・５個、アドセトリスでは平均３から５個の薬物が１つの抗体分子に結合しているとされている。

実際には個々の抗体に結合している薬物の数にはばらつきがあって、そこまで厳密には制御されていない。糖鎖にばらつきがあるバイオ医薬品の世界では、こうしたばらつきは恐らく許容範囲と考えられてきたのだろう。だが、低分子の世界で生きてきた我妻たちの目には未成熟に映った。そこにチャンスがあると思えた。

我妻は、２００９年暮れに研究所内で有志を募ってＡＤＣの勉強会を立ち上げた。この勉強会をベースに研究開発部門のトップレベルに訴えて、ＡＤＣのワーキンググループが正式に発足したのが2010年6月。エンハーツの研究は、こうした草の根的な取り組みから始まった。

研究所長は50代の中途入社組

2021年3月末まで第一三共研究開発グローバルヘッドで専務執行役員だった古賀淳一は、第一三共におけるエンハーツの研究開発のキーパーソンの1人だ。古賀は製薬産業においては珍しい経歴の持ち主だ。

1978年に京都大学農学部を卒業した古賀は、その3年前に創業したばかりの日本ケミカルリサーチ（現JCRファーマ）に就職した。JCRファーマは今でこそ、再生医療等製品の「テムセル注」や遺伝子組み換え製剤、バイオシミラーなどを販売し、小粒ながらイノベーティブな製品を開発する企業として株式市場でも注目されている。だが、当時は国内外で集めた尿からウロキナーゼというたんぱく質を精製して販売する、社員数8人の零細企業だった。

日本ケミカルリサーチ社長の芦田信は古賀を入社させると、「バイオ医薬品の研究をしてこい」とすぐに京都大学ウイルス研究所に留学させた。その後も、米アラバマ大学や京都府立医科大学、大阪大学などで研究する機会を与えた。

その後、古賀はJCRファーマで取締役研究本部長を務め、2001年米アムジェンの日本法人取締役就任を経て、2009年に50代半ばで第一三共に入社した。JCRファーマとアムジェンでは研究開発部門に所属したが、第一三共では製造を担当する製薬技術本部への配属となった。

古賀が第一三共で取り掛かったのは、抗体医薬の治験薬製造体制の構築だ。当時、福島県いわき市の小名浜工場内に、メバロチンを創出した発酵研究所の流れをくむ研究所があり、そこに200Ｌの培養タンクを設けて動物細胞を用いた組み換えたんぱく質の製造技術を培っていた。だが、古賀は小名浜ではなく、旧サントリー医薬事業の流れをくむ群馬県館林事業場に目を付けた。

「館林と小名浜の部隊を一緒にしてバイオ医薬品の製造に取り組むとき、館林の連中を小名浜に行かせると、気持ち的にも萎えるんじゃないかと考えた。小名浜の部隊を館林に持って行った方が、バイオ医薬品という新しいことに第一三共という新しい会社で一緒にやっていこうというメッセージにもなると思った」

サントリーは、2002年に第一製薬と合弁を設立して医薬事業を分社化した。2005年に第一製薬の完全子会社となり、第一三共に引き継がれた。吸収された側の館林事業場に光を当てたのは、古賀なりの配慮だったのだろう。

2010年4月にバイオ医薬研究所の所長に就いた古賀が館林に移転した同研究所で開始したのは、特許切れしたバイオ医薬品の後発品に相当するバイオシミラーの開発だった。だが、2年ほどでバイオシミラーのプロジェクトは中止が決まる。第3相臨床試験を実施するには数百億円単位の費用がかかるからだ。他のグローバル開発品目に多額の研究開発費を投じなければならい状況だったことから、第一三共の経営陣は「中止する」との判断を下した。

「当時、経営陣とは合計10時間は話し合った。今思えば、『なぜバイオシミラーをやる意義があるのか』ということを、僕が十分に説明しきれなかったせいだった。だが、このときは『こんちきしょう』と思って、1週間ほど出社するのをやめた」と古賀は振り返る。

こうして、バイオシミラーを発売まで持っていくことによって、第一三共社内にバイオ医薬品の製造技術と開発のノウハウを培おうとした古賀の思惑は、2012年に道半ばで途絶えた。しかし館林の研究所には、少なくとも第1相試験までを実施できる、バイオ医薬の治験薬製造の技術と設備、経験とが残った。

常識破りのリンカー技術

研究開発本部に所属する阿部有生は2010年2月、抗体医薬研究所に異動する内示を受け取った。そのころ阿部は留学先から古巣の探索研究所に戻り、創薬研究で成果を出さなければと焦っていた。

阿部は1996年、東京大学農芸化学科大学院を出て旧三共に入り、小名浜工場内の研究所でメバロチンの遺伝子をアオカビから分離する研究に携わった。だが、薬の探索研究に関わりたいと異動希望を出して、探索研究所で循環器領域の創薬に取り組んできた。

しかし、創薬はそう簡単には成功しない。2年に1度、新しいテーマを提案することを求められ、全く新しい研究を立ち上げるということを繰り返してきた。しかしその結果、自分の強みも深みもつくれないできた。２００７年から2年間、米国への留学を経験して論文は書いたものの、創薬でまだ結果を出していなかった。

焦燥感を抱いていたとき、探索研究所から抗体医薬研究所への異動を命じられた。

「どうして抗体医薬研究所なのだろう。研究から離れてマネジメントをやれということだろうか」

阿部は当初、この異動をポジティブには受け止めていなかった。しかし内示直後の2月末、当時、抗体医薬研究所でグループ長を務めていた我妻利紀の面談を受けて阿部の考えは大きく変わった。

「ＡＤＣの技術を構築できれば複数の医薬品を創出するプラットフォームにできる。ＡＤＣならまだ勝てる可能性がある」

我妻は阿部に持論を語ったのだが、「研究者として強みも深みもつくれていない」と感じていた阿部の心にこの言葉が火を付けた。

「これに成功すれば、同じ領域で何年も研究を深掘りできる。ＡＤＣの研究領域を立ち上げるところに携わりたい」

阿部は我妻にそう訴えた。

２０１０年4月、阿部は我妻が長を務める研究グループに加わり、我妻が研究所の有志と立ち上げていたＡＤＣの勉強会にも参画するようになった。勉強会には当時、東京・品川と東京・船堀にあった研究所に所属する20人程度の研究者が参加していた。

この勉強会がベースになって、２０１０年6月、研究開発本部のトップレベルの承認を得て、ＡＤＣワーキングチームが発足する。といっても、我妻が立ち上げてきた草の根レベルの勉強会をベースにしたチームで、メンバーの大半は所属する部署との兼務で名を連ねる格好だった。

それでも何とかＡＤＣをものにしようとするメンバーの熱気は凄いものだった。「ペイロード」と呼ばれる薬物や、それを抗体につなぐひも状の「リンカー」などの要素技術ごとに分科会を開催し、会議が4時間、5時間に及ぶこともざらにあった。

ここでＡＤＣについて改めて説明しておこう。ＡＤＣは、抗体医薬の基になる免疫グロブリンＧ（ＩｇＧ）の分子に、ペイロードがリンカーによってつながれた構造をしている。通常の抗体医薬は、細胞や組織の表面にある特定の抗原に結合することで、細胞内に信号が伝わるのを妨げたり、免疫細胞に異物として取り込まれやすくすることを狙っている。

これに対してＡＤＣでは、薬物を標的の細胞や組織に運搬する乗り物として抗体を利用する。例えばがんに対するＡＤＣでは、細胞を殺傷する強い毒性を持った薬物を、特定の抗原が表面にあるがん細胞だけに送り届けることで、副作用を抑えながら抗腫瘍効果を発揮させることができる。

ペイロードには強い抗腫瘍活性を持つことが求められ、リンカーには血液中で切れてペイロー

図表7　**エンハーツががん細胞を攻撃する仕組み**

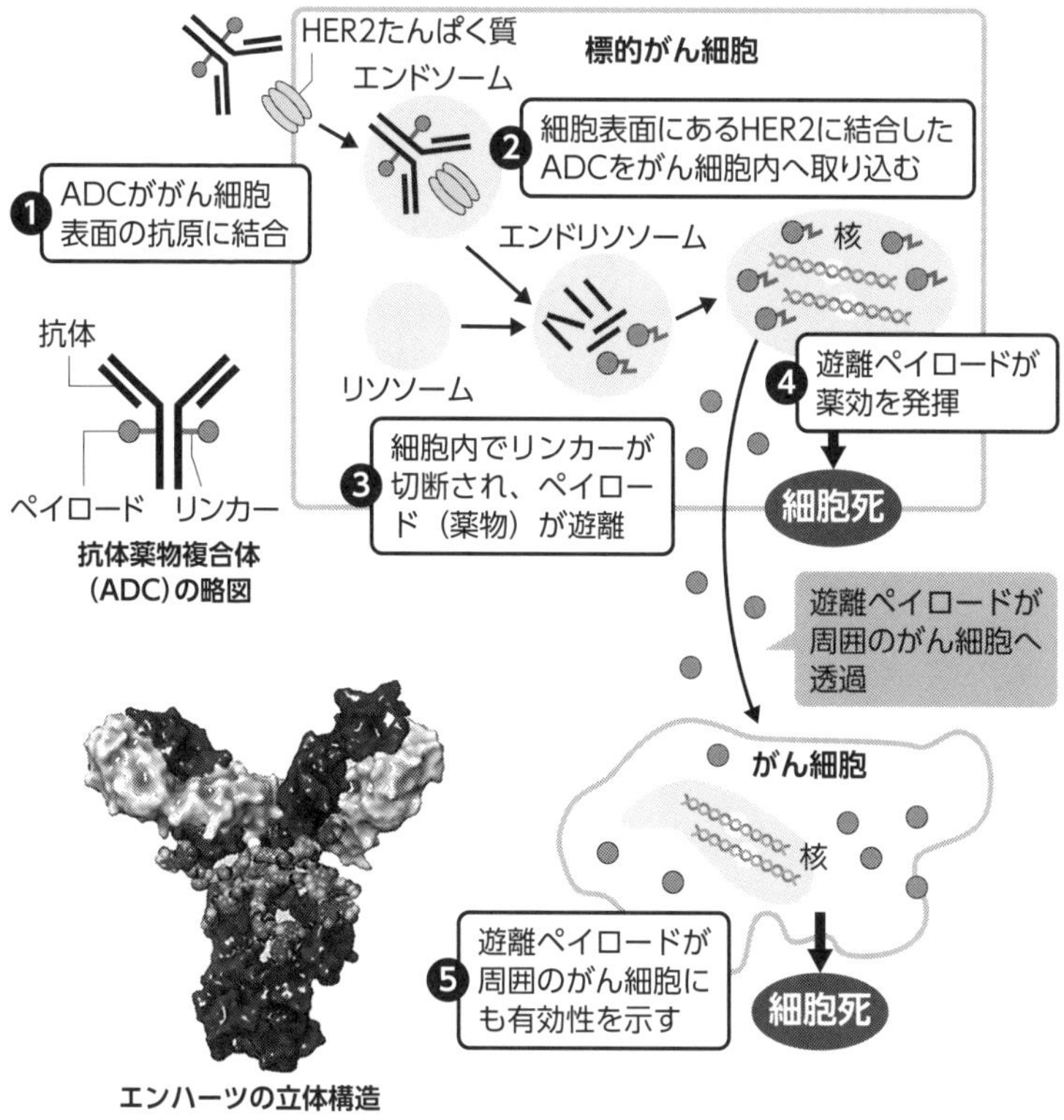

（出所）日経ビジネス2020年5月25日号

ドを遊離するようなことがないような頑丈さが求められる。

ワーキングチームを立ち上げた我妻は、まずはハーツーたんぱく質に対する抗体を使ってペイロードとリンカーをそれぞれ最適なものに仕上げていくという戦略を打ち出した。ハーツーを表面に持つ乳がんに対しては、「ハーセプチン」（一般名はトラスツズマブ）という抗体医薬がよく効くことが知られていた。

ロシュグループの米ジェネンテックが創出した抗体だが、米国での承認は1998年と古く、他社からもよく研究されていた。

ただし、トラスツズマブを使ったADCはあくまでも自分たちがつくったペイロードとリンカーの技術の検証用で、このときは商業化まで持っていく計画ではなかった。

ペイロードについては、社内で過去に合成してきたさまざまな化合物を評価する中から、エキサテカンという抗がん剤が浮上した。

旧第一製薬では、同じ系統の抗がん剤である塩酸イリノテカン（CPT11）をヤクルト本社と共同開発し、94年から販売していた。その後継品として、旧第一製薬が単独で創製した化合物がエキサテカンだ。

膵臓がんを対象に最終段階の第3相臨床試験まで実施したが、結局、開発は中止していた。ワーキングチームではさまざまな化合物を評価した上で、スタートから9カ月目には旧第一製薬のアセット（資産）であるこの化合物をペイロードとして採用することを決めた。

ペイロードが決まれば、残る課題はそれを抗体につなぐリンカーをどうするかだ。単にひも状の物質で抗体につないでしまえば良さそうにも思えるが、実はこのリンカーの設計こそがADCの性能にとっては非常に重要だった。リンカーの設計を徹底的にやり抜いたことが、後発でADCの研究に乗り出した第一三共がエンハーツの開発に成功した最大の要因といっていい。

めざしたのは、1つの抗体分子に8つのペイロードを結合できるリンカーの技術の開発だ。というのも、当時研究されていたADCの多くは1つの抗体にペイロードを3、4個付けたものだった。ペイロードを増やすと、溶液中で凝集しやすくなるという問題があり、付けられる薬物の数は3つか4つが最適だとも唱えられていた。ワーキングチームでは、100種類以上のリンカーを合成して評価し、目的の性能を持ったリンカーを見いだした。

抗体医薬の物性の研究に詳しく、東京大学医科学研究所に研究室を構える教授の津本浩平は語る。

「1つの抗体に8個のペイロードを付けるという発想がそもそも常識破り。業界で誰もそんなことができるとは考えていなかっただろう。疎水性もあるペイロードを8つも付けながら、凝集せず、溶液中で保存できるようにしたのはすごいことだ。結合するペイロードの数にばらつきがほとんどないというデータを見たときは、衝撃を受けた」

ただし、この時点ではまだ研究所内の評価は芳しくなかった。研究所のマネジメント層の反応も否定的だった。

「抗体を製造するだけでも難しいのに、ADCなんてリスクが高過ぎる」

「他社がADCを出しているのに、後追いして勝てるのか。やるならもっと新しいモダリティにすべきだ」

「エキサテカンの研究は第一製薬時代にやり尽くした。抗体を付けるだけでものになるはずがない」

それでも、我妻はやる気を失わなかった。

「上層部は『そんなものができるのか』と冷ややかだったが、われわれにすれば、ADCは新しいモダリティであって、まだまだ技術的に未熟なのだから、患者にメリットのあるものを作れたなら、(先発品があっても、性能でそれを上回る)ベスト・イン・クラスのポジションを狙える可能性は十分あると思った」

2012年、動物実験のデータも出てきて、幾つかのADCが開発を進めるテーマとして認められた。だが、このときの候補の中にはトラスツズマブを利用した「DS-8201」は含まれていなかった。トラスツズマブを使ったADCはあくまでも技術の検証用にすぎず、DS-8201という開発番号もこの時点では存在していなかった。

「トラスツズマブのADCで打って出よう」

2012年、抗体医薬研究所で抗体医薬製造用の培養タンクが稼働したが、同年中にバイオシミラーの開発中止が決定した。2010年4月から製薬技術本部のバイオ医薬研究所長を務め、2012年4月には執行役員バイオ担当となってバイオシミラーの事業化を推進していた古賀は一敗地にまみれる形となった。

しかし、立ち直るのも早かった。2012年秋に開催された最高意思決定機関であるグローバル経営会議（GMC）に対して、「これからはバイオ医薬品をやらなければ第一三共の未来はない」と訴えた。この結果、翌13年4月、研究開発本部にバイオ統括部が設けられ、統括部長には古賀が就任した。

古賀は我妻たちからADCのことを知らされていたが、初めて目にしたデータは予想以上のものだった。ロシュのトラスツズマブを利用したADCであるカドサイラと比較した実験データは、完全なものではないにせよ、多くの部分で我妻たちが作ったトラスツズマブADCの方が勝っていた。

それまで第一三共は、2008年に買収したドイツU3ファーマが作製したハースリーを標的とするパトリツマブに薬物リンカーを結合したU3-1402などを開発品目として先行させる計画だった。競合のないピカピカの新薬だったからだ。だが、トラスツズマブADCのデータを見た古賀は「優先順位を入れ替えよう。すぐに治験開始を申請する準備をして、われわれのADCとしてこれで打って出よう」と決断する。

「それまでボトムアップでずっと進めてきたADCのプロジェクトに対して、このとき初めて執行役員レベルの支援を受けられるようになった」

我妻はこう振り返る。我妻たちが作ったトラスツズマブADCに「DS-8201」という開発番号が付けられたのはこの頃のことだ。

ワーキングチームが提案したこの開発番号には、「ハーツーナンバーワン」、つまりハーツーを標的とする医薬品でナンバーワンをめざすという願いが込められている。

ところが、いよいよDS-8201の臨床試験を開始しようとなると、再び社内から反対の声が上がった。トラスツズマブを使ったADCとしては、既にロシュのカドサイラが2013年に承認されていたからだ。

「なんで今更後追いをするのか」

社内にはそんな声が根強くあった。特に米国の開発チームが強く反対してきたため、ファースト・イン・ヒューマン、つまり一番最初の臨床試験は日本で行うことになった。

だがこのことも、古賀は前向きに捉えた。

「がん領域はバイオマーカーやコンパニオン診断などの研究も併せて行う必要があるなど、基礎と臨床を橋渡しするトランスレーショナルサイエンスが重要だ。ところが、当時の第一三共はがん領域での経験は多くなく、トランスレーショナルサイエンスの機能も強くはなかった」

「その状況で、薬理の研究者が、米国の臨床医と十分な意見交換ができたかは疑問だ。むしろ日本で国立がん研究センターの医師といろんな議論をしながら進めたのが良かった。第1相臨床試験で米国が動かなかったことが、実はわれわれにとっては正解だったのではと思っている」

「がんに強みを持つ先進的グローバル創薬企業」

２０１５年９月、日本での第１相臨床試験が始まった。ＡＤＣワーキングチームが正式に発足してから５年３カ月後のことだ。それからほぼ半年後の16年３月、第一三共は２０１６年度から始まる５カ年の第４期中期経営計画を発表した。その中で、２０２５年ビジョンとして「がんに強みを持つ先進的グローバル創薬企業」という方針を打ち出して社内外を驚かせた。

というのも、この時期の第一三共には第２相、第３相の開発後期にがん領域の候補化合物が５品目あり、がん領域のパイプラインは比較的充実してはいたものの、当時のグローバル品目は高血圧症治療薬オルメサルタン、抗血小板薬プラスグレル、抗凝固薬エドキサバンと、いずれも循環器領域だった。

「研究開発部門ならともかく、営業や管理部門でがんと言われてピンときた者は少なかった」とある幹部は明かす。

この中計を作ったのは、当時社長兼ＣＥＯを務め、現在は常勤顧問となった中山讓治だ。中山は中計の中で、当時後期開発段階にあったキザルチニブ、チバンチニブ、ペキシダルチニブ、パトリツマブの４製品によって２０２０年度にがん領域の売上高を４００億円以上とし、早期の開発品の進展や新たな導入品により、２０２５年度には３０００億円規模に成長するシナリオを描いて見せた。

ただし、その後の進捗を見ると、このシナリオは必ずしもうまくいっていない。4製品のうちパトリツマブとチバンチニブの開発は中止され、キザルチニブは日本での承認は得たものの、欧米では承認取得に失敗した。新たな臨床試験データで海外展開を模索しているところだ。ペキシダルチニブは米国で承認を取得したが、欧州では承認が推奨されず、国内で臨床試験を進めているところだ。

その後、「エンハーツ」（DS－8201）が承認を取得したことで状況は一変したが、中山が中計を発表した時点で、DS－8201は第1相臨床試験を始めたばかりだった。この頃にはDS－8201は正式な開発品目になっていたが、「中計を作った段階では、DS－8201やその他のADCは、話は面白いけれど臨床試験のデータ次第。幾つかある候補化合物の1つというような認識だった」と中山は振り返る。

フランス人専門家を社長がヘッドハント

ただ、がん領域でやっていくと旗幟を鮮明にした中山は、社内の組織体制の見直しに取り掛かった。多くの製薬企業では、創薬を行う研究部門と臨床試験などを担当する開発部門は原則、別組織となっている。第一三共でも研究開発本部の中で、研究と開発の組織はそれぞれ独立し、互いに納得した上でものを引き渡すというやり方を行ってきた。だが、中山はがん領域ではこのやり方が通用しないと見ていた。

「抗がん剤は効果があることが最大の要件で、しかも第1相臨床試験から患者に投与するので、効くかどうかは早い段階で見当が付く。期待外れなら早くやめて、研究段階にある新しいものを持ってきた方がいい。研究と開発を一体的にマネジメントして早く回す。これが一番の勝負どころだと思った」

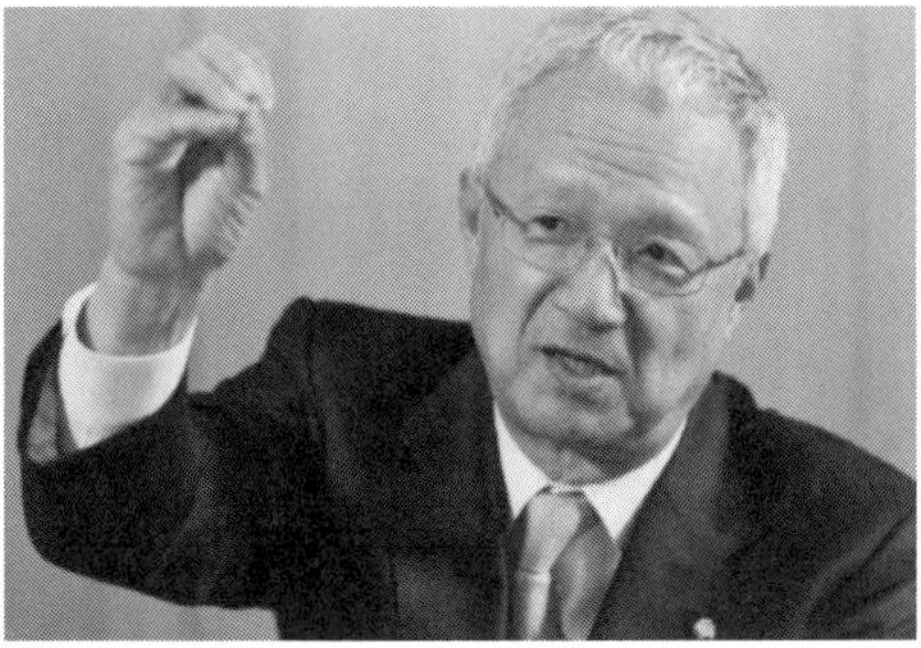
中山讓治前社長兼CEO（写真：山下裕之）

そこで研究と開発の組織から、がんの部隊を切り出して、一体的にマネジメントする組織体制にすることにした。問題はそのトップに誰を就けるかだ。「条件は抗がん剤の開発の実績がある人だ。幹部と議論する中で、そういう人材が社内にいないことで意見が一致していた」と中山は言う。

ヘッドハンティングの会社に依頼したり、伝手を頼ったりして人材を探した。そうする中で2016年1月、フランス人の小児がん専門医であり、英アストラゼネカで抗がん剤のグローバル開発を担当しているアントワン・イヴェルという人物が興味を持っていると聞かされた。中山は、「俺が話を付ける」といって、直接口説きにかかった。「われわれはがんに賭ける。そのために組織もつくる。欲しいのはあなた

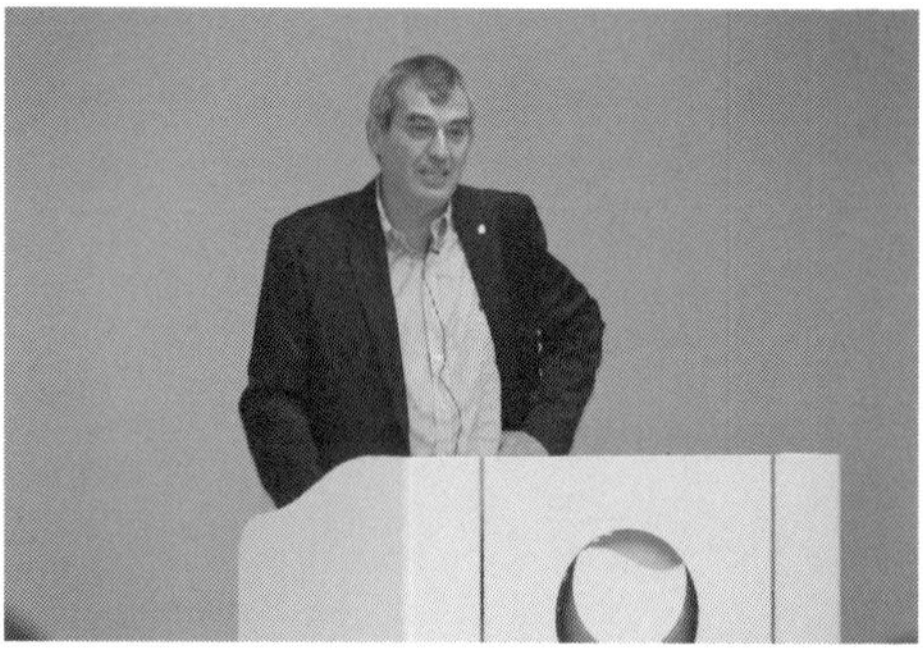
エンハーツの開発をリードしたアントワン・イヴェル氏

だ」と。

イヴェルはすぐには首を縦に振らなかった。第一三共の開発品を見極めたいというイヴェルの言い分に納得はしたものの、4月には組織を立ち上げなければならなかった。「それには間に合わせてくれ」と求めたところ、イヴェルは約束通り、間に合うタイミングで引き受けると答えてきた。

イヴェルが目を付けたものこそADCだった。イヴェルたちは開発スケジュールの見直しに着手し、乳がんについては比較試験ではない第2相臨床試験のデータを基に申請する方針を打ち出した。当初、2021年中を計画していた申請時期を2020年に前倒しする計画だった。

胃がんについてはニーズの高い日本を中心に、こちらは比較試験を行って、やはり2020年の申請をめざすことにした。さらには肺がんや大腸がん、その他のがん種に対する臨床試験も行って、2021年以降に順次申請するスケジュールも打ち出した。DS-8201以外のADCについても臨床試験を手掛けていくことを決めた。イヴェルがこうした新しい開発スケジュールを固め、対外的に発表したのは2016年12月のことだ。

それに先立って、中山も同年11月初めに開催された第2四半期決算説明会で欧州臨床腫瘍学会

（ＥＳＭＯ）で発表したデータに触れ、「今後、優先的に資源を投入していきたい」との方針を示した。以来、中山は社内で、「何にお金を使うか迷ったらＡＤＣ。それでもまだ迷ったら８２０１」と繰り返し、ＡＤＣとＤＳ－８２０１の開発を優先するように後押しした。イヴェルのリーダーシップの下で、ＤＳ－８２０１の開発は加速した。ＡＤＣの開発は、２０１６年12月にイヴェルが発表したスケジュールの通りか、むしろ前倒し気味に進んだ。２０１７年８月にはＦＤＡから優先審査などの対象になる「ブレークスルー・セラピー」（画期的治療薬）の指定を受けた。

ＤＳ－８２０１は２０１９年後半に日本と米国で承認申請を行い、スピード承認を実現した。胃がんなどにも適応を広げながら臨床現場に浸透を図っている。これが実現した背景には技術陣の奮闘があった。

製薬産業の根幹ＣＭＣ

ＤＳ－８２０１について、乳がんではカドサイラで効果が見られなかった患者に対して比較対照を置かない第２相試験を実施して、２０２０年に承認申請する。この方針が発表されたのは２０１６年12月のことだ。

このスケジュールの前倒しに頭を抱えたのが、製造部門である製薬技術本部で、プロセス技術研究所に所属した日景尚睦と岡野克彦だ。１９９１年に旧三共に入社した日景も、96年に第一製薬に入社した岡野も、共に入社以来一貫してプロセス研究に関わってきた。

製薬企業には、ＣＭＣと呼ばれる業務がある。「Chemistry, Manufacturing and Controls」の頭文字を取った略語で、日本語にすると「化学、製造および品質管理」となる。

日本薬学会の「薬学用語解説」はこの言葉について、「医薬品は微量で効果を示すことから、分解物や製造ロット間のバラツキが有効性や安全性に対する評価に影響を与える可能性がある。このため、製造物の処方や規格およびそれらの評価方法や設定根拠、包材を含めた原材料の管理、原料や製造物の製造プロセスを検討し、製造物の品質評価を統合して行う概念である」と説明している。

医薬品を設計し、目的の薬効を示すものを探し出す創薬研究などと比べれば派手さはないが、ＣＭＣはものづくり産業である製薬産業の根幹の業務といっていい。そのＣＭＣの業務の中で、原薬の量産化に向けて製造プロセスなどを検討するのがプロセス研究の役割だ。

創薬研究によって見いだされた化合物は、研究室内で匠の技で作られたような物質である場合もある。プロセス研究は、それを工場でどんな作業者によっても安定した品質で量産できるよう、合成のプロセスや反応条件などを検討して橋渡しするための研究だ。この製造プロセスは、医薬品の品質や、製造コスト、製造時の安全性などにも影響するため責任は重大だ。

一方で、各国の規制当局からいったん製造販売承認を受けると、製造方法を変更するのは容易ではない。このため医薬品の開発過程において、「通常、承認申請用の非臨床試験を開始する辺りから検討を開始し、だいたい7年ぐらいの時間をかけて行っている」と日景は語る。

そのプロセス研究を担当する日景や岡野が、「研究開発本部でADCの研究を進めている」という情報を耳にしたのは2012、3年頃というから、ワーキングチームでようやくADCを完成させたぐらいの時期だ。社内でほとんど注目もされていなかったような段階だ。

日景と岡野がDS－8201のプロセスを検討するチームに参画するように命じられたのは2014年。既に治験薬の製造プロセスについては前任者が検討を終えていたが、量産化に向けて改めて製造プロセスを検討することがテーマとして与えられた。

とりわけ課題となったのは、抗体分子にきっちり8つの薬物リンカーが結合したADCを工業的に製造することだ。

「研究開発本部である程度までは技術ができていたけれど、それを確実にするため、条件を変えて検討した。大量のデータを細かく取って、それを解析して結果を類推して、条件を変えて作ってみる。頭の中では四六時中、プロセスのことを考えていた」

と岡野は振り返る。

そんな難題に取り組んでいたところへ、第3相試験は実施せず、申請時期を前倒しする方針が伝わってきた。

「期限を決められたらそれまでにやらざるを得ないのが、われわれの仕事。臨床試験のいい結果を見せられたらやらないわけにはいかない」

日景もこう振り返る。

「急ぐあまり、製造方法の完成度が多少低くてもいけるのではないかと思って進めたけれど、途中で『やっぱり駄目だ』となって検討し直した部分がある。研究所だと、人の力で何とかなると思うような部分があっても、工場では通用しないことを実感した」

結局、製造プロセスを確定して工場に技術を移管したのは2019年に入ってから。製造承認申請を行うまでに「バリデーション」と呼ばれる工程の検証作業を終えておかなければならないことを考えると、かなりギリギリのタイミングだったといっていい。

こうした製造部門とのやりとりを、当時オンコロジー臨床開発部長として開発をリードした齋藤宏暢はこう振り返る。

「いつもCMCの人には怒られていたけど、すごく頑張ってくれた。このものづくりの品質は、世界的にも誇れるのではないか」

日景はプロセス研究の仕事について、「限られた時間の中で常にベストを尽くして、そのときの最善の解を工場に渡しているが、それが最高の解だとは考えていない」と説明する。こうしたCMC部隊の存在が、エンハーツのスピード開発の支えとなった。

トランスフォーメーションの実行

抗がん剤の売上高はほとんどなかった2016年3月、中山讓治は「がんに強みを持つ先進的グローバル創薬企業」という2025年のビジョンを打ち出し、2016年度からの5年間を転換（トランスフォーメーション）の時期と位置付けた。ターゲットは、がんに強みを持つ会社になれるよう会社全体を大改革することだ。

まず取り掛かったのは、「がんに強みを持つ会社となる」という意思を、会社全体に行き渡らせることだ。まずは経営陣が幹部社員を集め、「がんの会社に生まれ変わっていく」という方針を説明し、「そのためにやらなければならないことは何か」を議論した。その上で、今度は幹部社員が各本部や全国の支店に出向き、一般社員との対話を重ねた。

「キャラバン」と称するこの職場対話集会の事務局は、経営推進部と人事部が務めた。キャラバンは、2016年度の1年間をかけて、海外含め約50事業所で開催した。総務本部で当時人事部長を務めていた松本高史は、「経営が本気だということを伝えるため、かなり丁寧にやった」と振り返る。

「事業をがんにシフトすると、要員体制の配分が全く異なるものになるだろうと、早い段階から分かってきた」

と中山は話す。きっかけは信頼性保証部門から、「人が足りない」との声が出てきたことだ。信頼性保証部門とは、医薬品などの承認を取得するなどの目的で規制当局に提出する申請資料が、法律などで定められた各種の基準に従って集められ、作成されたものであることを調査する部署だ。

治験を実施中に副作用が発生すると、当局に報告しなければならないが、この業務も信頼性保証部門が担当する。抗がん剤の治験では、第１相試験の段階から患者に投与するため、副作用は通常の治験に比べて多く発生する。このため、臨床試験の数が増えるにつれて信頼性保証部から悲鳴が上がった。

これを聞いて中山は、「確かに、そうだな。だったら売り方も全然違ってくるだろう」と考えて、人事部に調整するように命じた。これを受けて人事部と経営推進部は、中計最終年度の２０２０年度までに要員配置をどのように見直していくかを検討するプロジェクトを、２０１７年６月にスタートさせた。

「クリエイト・アワ・フューチャー（ＣＯＦ）」というしゃれた名前を付けたこのプロジェクトの目的は、２０２５年ビジョンの実現に向け、強化

図表8　**第4期中期経営計画で打ち出された経営方針の転換**

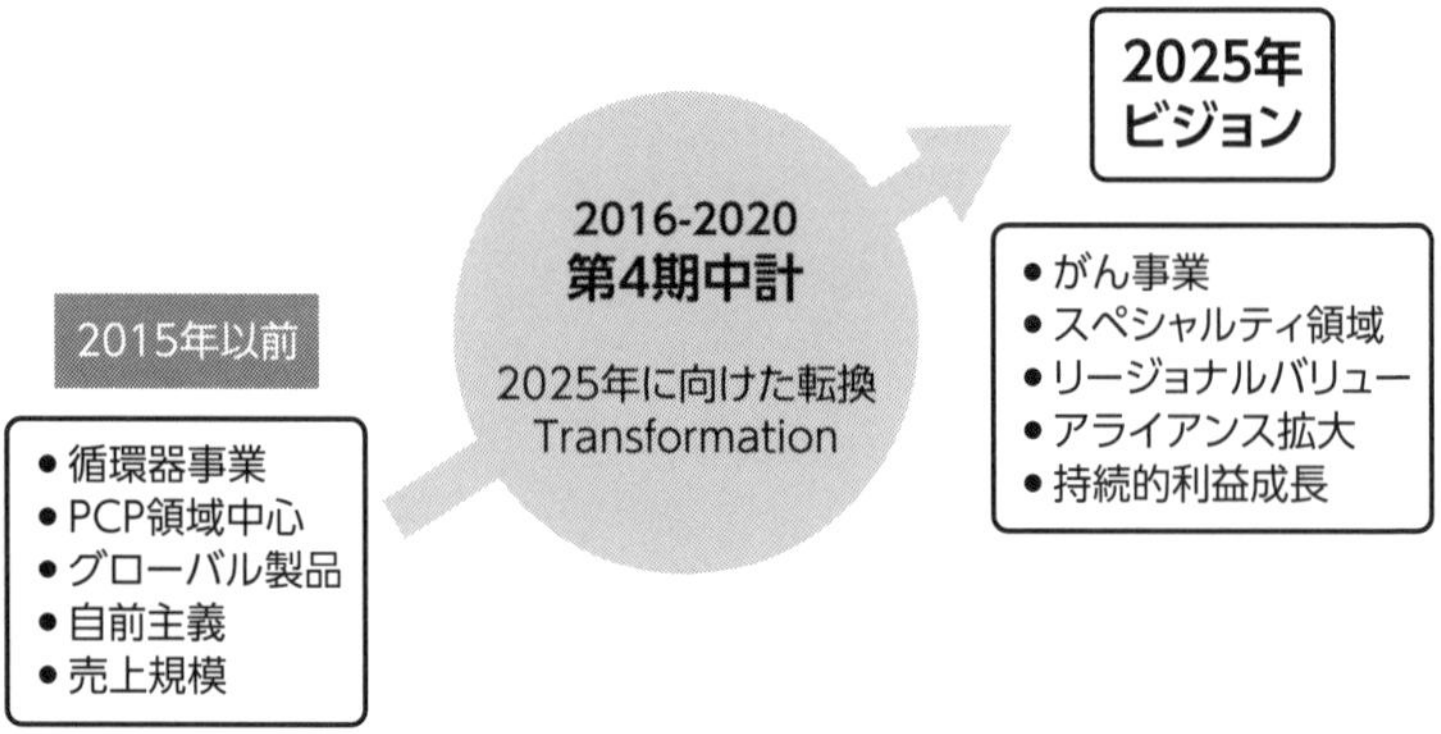

（出所）2016年3月発表の第一三共資料

すべき部署に適切に人を動かして教育などを施していくことだ。「ＤＳ‐８２０１およびＡＤＣ開発品の治験薬・製品供給の加速」「がん製品の国内外での発売」「リアル・ワールド・エビデンスやビッグデータの活用」など、強化すべき分野を11個選び出した。

「ＤＳ‐８２０１およびＡＤＣ開発品の治験薬・製品供給の加速」のためには、バイオ医薬品やＡＤＣの原薬などの製造部隊の強化が必要となる。「がん製品の国内外での発売」のためには、営業部門やメディカルアフェアーズでがんを担当する人材の強化が必要になる。

ＣＯＦプロジェクトでは、２０２０年度が始まるまでに強化部門で必要となる人数をはじき出した。そこで、まずは２０１８年４月１日を大規模な人事異動のターゲットに設定し、具体的に誰を異動させるかを検討するところで課題が生じた。それは各本部が優秀な人材を抱え込んでしまうことだった。

「とりわけ新しく設置したメディカルアフェアーズ本部にどう人材を確保していくかが課題となった。人事が仲立ちして調整しても、なかなか本部の壁を崩すのが難しかった」と松本は説明する。

メディカルアフェアーズというのは、営業部隊とは独立して、科学的・医学的見地から専門性の高い情報発信や交流活動を行う部隊のことで、２００５年頃から外資系製薬企業が設置するようになり、日本企業でもこの名称の部門を置くところが増えている。第一三共では、２０１６年４月、メディカルアフェアーズ本部を立ち上げたところだった。

メディカルアフェアーズの人材は部門を超えた異動で確保するしかないのだが、一方で製薬会社は各職務の専門性が高いため、部門をまたいだ異動が行われることは稀だ。そうしたこともあって各部門は優秀な人材を抱え込もうとする。

部門が手放すのが優秀ではない人材となると、部門をまたいだ異動の対象者は「飛ばされた」と感じるから、所属している部門にしがみつこうとする。

解決策の1つは、各部門がエース級の人材を出すことだ。各部門が腹を割って話し合って、エースを出すことが一番のポイントとなる。

もともとサントリーの出身で、第一三共のトップに就いた中山は本部長クラスと関係会社のトップを全員集めて、こう訴えた。

「会社が変わるから、あなた方にとにかく協力してもらいたい。そうでないと、辞めてもらう必要も出てくるかもしれない。私は製薬以外の業界も知っているけれど、他の業界ではみんないろんな仕事を経験して偉くなっている。1つではなく、2つ、3つの専門性を持って偉くなるという会社がいっぱいあるし、それがむしろいいと思う」

COFプロジェクト側でも、さまざまな仕掛けを用意した。とにかく部門をまたぐ異動は未経験の業務に携わることになるわけだから、受け入れ先の教育体制が鍵になる。教育プログラムの作成は、受け入れ先部署に任せきりにせず、COFプロジェクトでもフォローするようにした。

再教育プログラムは原則、座学とオン・ザ・ジョブ・トレーニング（OJT）だが、例えば、製造部門ではバイオ医薬品の試験製造プラントを用意して、実証生産させる教育プログラムを用意した。製造部門の中で、低分子化合物の担当からバイオ医薬品の担当へという異動は厳密には部門を超えた異動ではないが、求められる知識やスキルは全く違うものだったからだ。

ＣＯＦプロジェクトで考えたもう１つの要素は、部門をまたぐ異動を前向きに受け入れるのがどういうタイプの性格かを探ることだった。そこで上司の評価項目に、性格特性が分かるようなものを入れて、検証することにした。

その結果、「専門スキルもさることながら、性格特性が影響していることが分かってきた。異動して不安を感じやすいような人には、サポートをしっかりするようにしている」と松本は言う。

ＣＯＦプロジェクトでは、２０１７年度には、２０２０年4月1日までに６１１人の異動を実施すれば要員配置を見直せると考えていたが、ＡＤＣの開発前倒しなどを受けて、２０１９年度末までに８６９人の異動をめざすように方針を変更した。

実際には８０３人が異動したので、社員約９０００人の９％が異動した格好だ。こうして「がんを強みとする会社」への改革は進められていった。

ＡＤＣによる成長シナリオ

２０１６年に「がんに強みを持つ先進的グローバル創薬企業」をめざすと発表したものの、当時はまだＡＤＣの確度は低いとみられ、株価も１０００円を下回る状態が続いていた。それが２０１７年の終わり頃から株価が上昇しはじめ、２０１９年には２０００円を超えた。

２０１９年3月、第一三共は英アストラゼネカとＤＳ-８２０１（エンハーツ）の共同開発・販売で戦略提携を行うと発表した。開発について両社で費用を折半して共同開発を進め、販売については日本を除く地域では両社で共同販促を行い、損益を折半するという内容だった。日本では第一三共が単独販売し、アストラゼネカにロイヤルティーを支払う。売上収益は日本、米国、欧州などは第一三共、中国、オーストラリア、カナダ、ロシアなどはアストラゼネカで計上する。製品は第一三共で製造し、供給する。

加えて２０２０年7月、第一三共は２つ目のＡＤＣであるＤＳ-１０６２についてもアストラゼネカとグローバルな開発・販売で提携すると発表した。エンハーツの契約で第一三共が受け取る金額が最大69億ドルだったのに対して、ＤＳ-１０６２の契約は最大60億ドルとほぼ同規模の大型契約となった。契約内容もほぼ同じで、さまざまながんに対して、両社で費用を折半して共同で開発を進め、日本では第一三共が販売するが、日本を除く全世界では両社共同で販促し、損益を折半する。

このように、ＡＤＣのプラットフォームは我妻たちが当初に意図した通り、連続的な創薬の成果を生み出しつつある。ただし、海外ベンチャーやメガファーマなどもＡＤＣの開発に乗り出しており、競争は激化している。ＡＤＣという１つのモダリティに安住していては、いずれは競争力が低下しかねない。

そのため、中山の後を継いで2019年に社長に就任した眞鍋淳は2021年4月に発表した第5期中期経営計画の中に、「さらなる成長の柱の見極めと構築」という文言を盛り込み、新たなモダリティの開発を急ぐ方針を示している。

第8章

協和キリン初のブロックバスターとなるか、骨疾患治療薬「クリースビータ」

「この薬を作ってくれて本当にありがとう。私も、私の娘もＸＬＨだが、娘はもうすぐ子どもを産む年齢に差し掛かる。私のせいで孫にまで病気を伝えるんじゃないかと罪悪感を抱いていたけれど、これで罪悪感からは解放されるわ」

（サンフランシスコでの治療薬発売記念イベントでＸＬＨ患者代表が宮本昌志・協和キリン社長に贈った感謝の言葉）

20年にわたる研究が結実

協和キリンが２０１８年に発売したＦＧＦ23というたんぱく質に対する抗体医薬「クリースビータ」は、低リン血症性くる病・骨軟化症という希少疾病を対象としたバイオ医薬品だ。発売４年目の２０２１年に海外での売上収益は前年同期よりも44％増えて７８３億円に、日本では同90％増の72億円になった。２０２２年には日本での売上収益１００億円、海外での売上収益１０５２億円を見込む。

「協和キリン初のブロックバスターを必ず達成したい」

２０２２年２月７日に開催された決算発表の会見で、社長の宮本昌志は力を込めた。

臨床開発では米ウルトラジェニクス・ファーマシューティカルというベンチャーの手を借りたものの、旧キリンビールの医薬事業の研究所で標的を同定し、米メダレックス（米ブリストル・マイヤーズスクイブが２００９年に買収）と共同で開発した完全ヒト抗体産生マウスの技術を適用して開発した。キリンビール起源の初めての抗体医薬だ。

協和キリンの源流の協和発酵工業と、キリンビール医薬事業部は、かつて中外製薬と並んでバイオ医薬品の〝御三家〟と称されてきた。バイオ医薬品への取り組みが遅れて凋落していった企業が多い日本で、早くからバイオ医薬品に取り組んできた数少ない企業だ。

その創薬の取り組みが実を結ぶまでの道のりは決して平坦ではなかったが、日本企業らしい粘り強さと地道な努力で市場をこじ開け、今やグローバルでの成長を牽引する薬となっている。

クリースビータは、日本では2019年9月にFGF23関連低リン血症性くる病・骨軟化症という骨疾患の適応症で承認された。成人の場合は4週に1回、小児の場合は2週に1回皮下投与する。疾患としては、X染色体連鎖性低リン血症（XLH）と、腫瘍性骨軟化症（TIO）という、非常に稀な疾患を対象に開発が進められてきた。

米国では2018年4月に成人と小児のXLHを対象に承認を取得し、2020年6月にはTIOの適応症でも承認された。欧州では18年2月、小児XLHの適応症で条件付きの承認を取得し、20年10月には欧州委員会が青少年・成人のXLHへの適応拡大を承認した。

XLHは日本での発症頻度が2万人に1人程度とされる遺伝性の疾患で、低身長などの成長障害、骨の変形、筋力低下を来し、生活の質（QOL）に大きな影響を与える。血液の中に線維芽細胞増殖因子（FGF）23というたんぱく質が増えることが原因で発症し、経口のリン製剤と活性型ビタミンD3製剤とを併用する治療が行われてきた。

ただ、リンはすぐに尿中に排泄されてしまうため、1日3回以上に分けて大量に服用しなければならず、使い勝手のいいものではなかった。また、副作用として下痢を生じやすい他、投与量の増加に伴って、腎石灰化、高カルシウム尿症、二次性副甲状腺機能亢進症、高カルシウム血症などの副作用も警戒される。

このため、開発に際してはXLHの患者団体の全面的な協力が得られ、「被験者が見つからずに困ったということはなかった」と、現執行役員の須藤友浩は話す。

現在、協和キリンの当面の成長を担う「グローバル３製品」の１つに位置付けられているクリースビータだが、発売までには紆余曲折があった。米国での初期臨床開発を担当し、その後も製品戦略部のスタッフとして、あるいは欧州での販売拠点立ち上げの担当者として、長くクリースビータに関わってきた須藤は振り返る。

「患者数が少なくて市場性は乏しいと考えられたことから、米国で承認申請するぐらいまで、社内ではずっと日陰者のような存在だった」

クリースビータの開発物語は、現常務執行役員の山下武美が、当時東京大学医学部附属病院分院で講師を務めていた医師の福本誠二との共同研究を98年に開始したところから始まった。

図表9　**クリースビータの売上高推移**

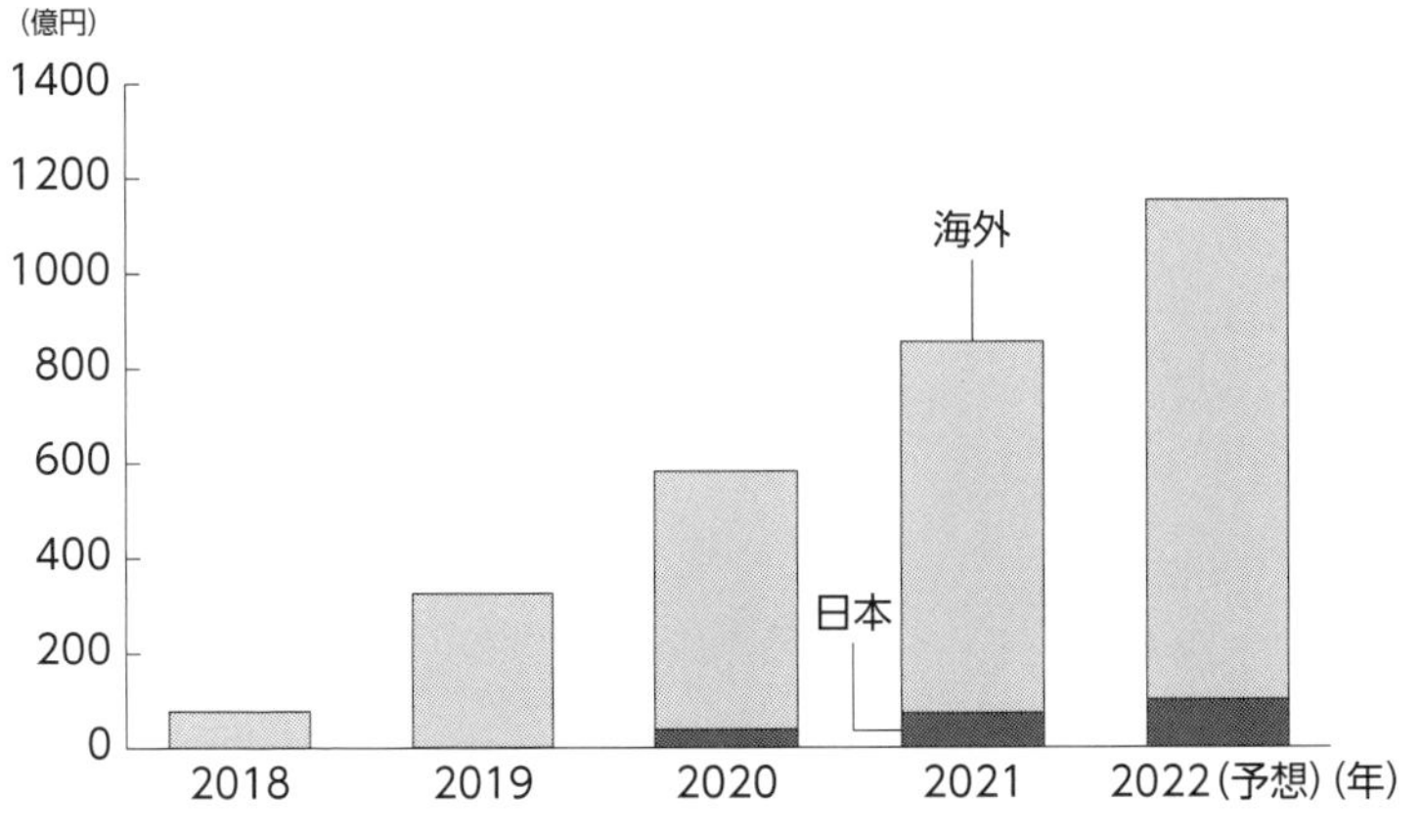

（出所）2022年2月発表の協和キリン決算資料を基に作成。

当時のキリンビールといえば、90年代初頭に米アムジェンとの提携により、赤血球造血刺激因子製剤EPO（エリスロポエチン）、顆粒《かりゅう》球コロニー形成刺激因子製剤のG-CSF（フィルグラスチム）の開発に成功して医薬品業界に華々しいデビューを飾った後、それに続く種を創出しようと試行錯誤していた時期だった。

一方で、1999年に米メダレックスとの提携により、完全ヒト抗体産生マウスという基盤技術の確立に成功し、抗体医薬に照準を据えて将来の成功を夢見ていた時期でもある。

クリースビータは、この完全ヒト抗体産生マウスを用いて実用化した、旧キリンビールの研究所が起源となる初めての抗体医薬だ。キリンビールの医薬事業は、2008年10月の協和発酵工業との合併を経て、協和キリンとなって現在に至る。クリースビータをはじめとするグローバル製品の開発を進めながら、「グローバル・スペシャルティーファーマ（GSP）」となるべく、体制を整えてきた。

1998年から20年間にわたって続けられたクリースビータの執念の開発ストーリーは、1982年に始まったキリンビールによる医薬事業への進出の取り組みがグローバル事業として独り立ちしていく軌跡でもある。

幻のフォスファトニン

2019年9月、東京大学は学生、研究者向けの国際宿舎「目白台インターナショナルビレッジ」を文京区の護国寺駅近くにオープンした。日本人と外国人が互いの生活文化に触れながら国際交流できることを謳った総室数855室の巨大なシェアハウスだ。実は、この地には2001年3月まで東京大学医学部附属病院の分院があった。

この病院に寝たきりの成人患者が転院してきたのは97年8月のことだ。血中のリンの値が低いことからＴＩＯが疑われたが、原因となる腫瘍がどこにあるのかは分からなかった。ＴＩＯは、腫瘍に伴って骨が痛んだり筋力が低下したりする、ＸＬＨよりもさらにまれな後天性の疾患だ。

2016年から徳島大学先端酵素学研究所で特任教授を務めている福本はこう話す。

「当時、骨に関わる医師なら知ってはいるが、非常にまれな病気だった。腫瘍が分泌する何らかの物質が発症に関わっていると考えられていたが、原因は分からず、診断する方法もなかった」

生化学的検査などからＴＩＯが疑われたため、福本は頭のてっぺんから足の先まで調べて、原因の腫瘍を見つけだそうと考えた。それには当時のＸ線コンピューター断層撮影装置（ＣＴ）では不可能で、磁気共鳴画像診断装置（ＭＲＩ）を用いる必要があった。そのため東大附属病院の分院から、港区・白金にある東大医科学研究所附属病院に転院して検査を行い、右の大腿骨に小さな腫瘍があるのを見つけた。

「この腫瘍が原因かどうかはまだ分からないけれど、他に腫瘍は見当たらないので、取りましょうということになった。手術で取ると患者の低リン血症の症状がなくなったので、この腫瘍が原因のＴＩＯだったとはっきりした」

福本は東大医学部第四内科教室の出身で、副甲状腺ホルモン（ＰＴＨ）関連のたんぱく質の研究に携わってきた。キリンビールは当時、ＰＴＨの分泌を抑制するシナカルセト（商品名「レグパラ」）という薬の開発を進めていたため、開発部隊の社員が同教室に出入りしていた。

山下武美は１９８７年に京都大学薬学部の修士課程を修了してキリンビール医薬事業の研究所に配属された。その山下が、ＴＩＯとみられる患者が東京大学医学部附属病院分院に入院してきたことを知ったのは、シナカルセトの開発チームの一員として第四内科に出入りしていた社員を通じてだった。

山下は入社後、骨の研究に取り組んできたが、基礎的な研究を何年やっても製品につながるような結果は出せなかった。上司からは「もう骨の研究はやめろ」と言われて、１９９６年頃、ミネラルの研究にテーマを変えていた。

無機質のミネラルが体内で分解されていく過程を研究する中で、山下が興味を持ったのは当時まだ架空の存在だった「フォスファトニン」という物質だ。仮説として、血中のリン濃度を制御するホルモンが存在し、これが低リン血症性のくる病や骨軟化症の原因となっていると考えられていた。山下は、遺伝性の低リン血症性くる病であるＸＬＨ患者の遺伝子を解析すればフォスファトニンを見つけられるのではと考え、遺伝子の解析研究にも着手していた。

東大医学部附属病院分院に入院したＴＩＯ患者の話を聞いたのはそんなときだった。通常、ＴＩＯと診断が付けばリン製剤などを用いた治療が行われるが、その患者は転院してくるまで診断が付けられず、寝たきりになっていた。

「その腫瘍を取ったら、その中にフォスファトニンのようなものがあるのではないか」と山下は考え、共同研究を申し入れた。入院から半年後の98年2月に手術が行われ、腫瘍を摘出すると血中リン濃度は正常化した。このことから、腫瘍が低リン血症の原因物質を分泌していることは明らかだった。

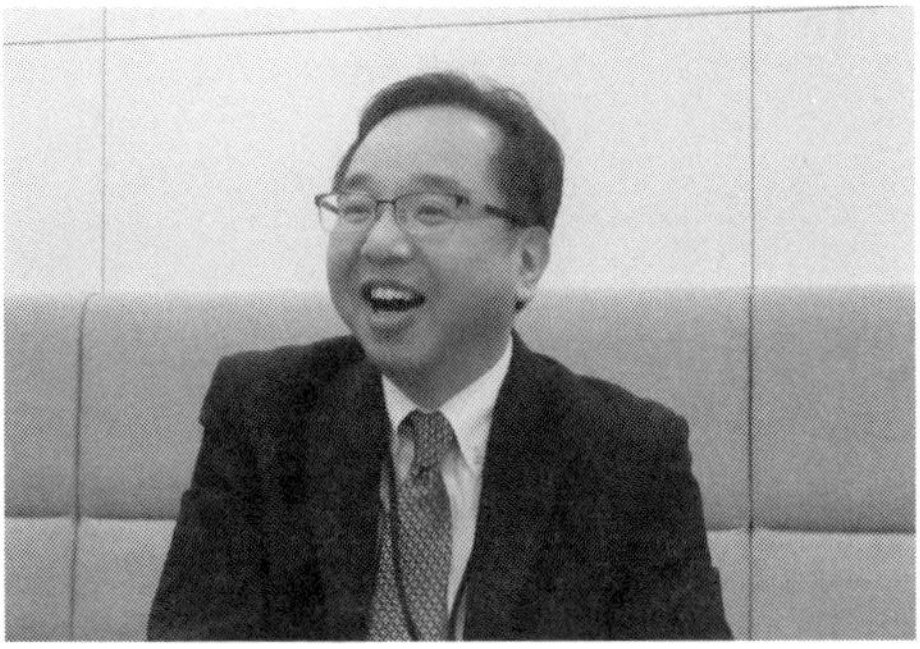

山下武美氏

問題はどうやってその物質を突き止めるかだ。切除した腫瘍を病理検査の部門などにも渡さなければならない中で、腫瘍を元に細胞株を樹立するのは困難だった。そこで、細胞が発現するメッセンジャー（ｍ）ＲＮＡを基に相補的（ｃ）ＤＮＡライブラリーを作製してしまおうということになった。

ｃＤＮＡライブラリーとは、言うなれば細胞がつくり出しているすべてのたんぱく質の元になる遺伝子の標本だ。

「フォスファトニンは腫瘍から出て、恐らく腎臓でリンの再吸収を妨げて血中のリンを下げるのだろう。だから、腫瘍細胞では発現しているけれど、ターゲットの腎臓細胞では発現していない遺伝子を探せば、何か見つかると考えた」

と山下は振り返る。

だがこの作業は簡単ではなかった。何しろ、腫瘍由来のcDNAは30万クローン（種類）以上に及んだ。その中から腫瘍だけに見られるものを選ぶと1万クローン程度になったが、その配列を全部解読してデータベースに照合し、新規または機能が分かっていないものを特定していく必要があった。

「当時は1日に100ぐらいしか配列を解読できなかったので、昼間に実験して夜中にデータベースに照合するという作業を、3カ月間ずっとやり続けた」と山下。最終的にデータベースに収載されていない腫瘍特異的なcDNAとして約450に絞り込むことができたが、大半は遺伝子の断片だ。それを別のデータベースに照合して継ぎはぎし、全長の遺伝子にしてみると、2つの新規の遺伝子が浮かび上がってきた。

「実験方法が確立されていない中で、配列の特異性だけで遺伝子を探すと上司に説明すると、『そんなものが成功するわけないだろう』と言われて、期限も切られていた。『もうサポートはできないから、次に何をやるか考えておけよ』とも言われていた。このやり方で見つからなければ、研究は終わっていただろう」

と山下は振り返る。

だが、そうやって配列を特定したのと同じ週に公開された特許に、2つの新規遺伝子の一方が「フォスファトニン」として記載されていた。出願者は国内の大手製薬企業だった。山下は「やられた」と思った。

遺伝子特許の囲い込み競争

１９９０年代の後半は、製薬企業が遺伝子ハンティングに躍起になっていた時期だ。例えば、中外製薬は１９９５年に茨城県に中外分子医学研究所を設立し、遺伝子の探索研究に乗り出していた。

「遺伝子の特許を確保しなければ、欧米のゲノム解析ベンチャーに一網打尽にされかねない」

そんな恐怖心から、多くの製薬企業の研究者は新規遺伝子の探索に明け暮れていた。この遺伝子特許の囲い込み競争は、２００３年に国際ヒトゲノム計画がヒトの全ゲノムの解析を終えて、ＤＮＡの配列が公知になってしまうまで続けられた。

キリンビール医薬事業の研究所にいた山下が、東大医学部付属病院分院の福本との共同研究で、低リン血症の原因と思われる２つの新規のたんぱく質の遺伝子配列を同定したのはそのような時期だった。

２つの新規遺伝子を見いだしたと喜んでいたら、そのうちの１つが同じ週に公開された特許に「フォスファトニン」として出願されたことを知って山下は天を仰いだ。しかし、結果的にはその特許は誤りだった。

では残りの方がフォスファトニンかというと、この時点ではそんなことは分からない。この時点では2つの新規遺伝子を見いだしたというだけで、それが低リン血症の原因物質であるかどうかは不明だった。試験管内でリンの低下を検出する実験方法が存在しなかったからだ。これはフォスファトニンの研究に携わる多くの研究グループに共通する大きな課題だった。

山下は、見いだした新規の遺伝子を細胞に導入して、マウスに移植してみた。そうすると、マウスは徐々に痩せ細って、低リン血症の症状を来し、骨はすかすかになっていた。つまり動物実験によってその遺伝子がフォスファトニンだと判明したのだ。これが2000年のことだ。「2年でこの結果が得られたのは早い方だと思う」と、福本は振り返る。

FGF23に対する抗体医薬の開発

山下たちが特許を出願しようとすると、知的財産部から「もっとデータがないと特許にならない」と指摘された。それから何カ月か実験を重ねて特許を出願すると、米インディアナ大学などから成る研究グループが3週間ほど前に特許を出願していたことが判明した。

その研究グループは、常染色体優性低リン血症性くる病（ADHR）という遺伝性の疾患に焦点を当てて、その患者の家系から収集した試料をポジショナルクローニングという手法で解析し、ある遺伝子の変異がADHRの発症と関連があることを見いだしていた。その遺伝子は、線維芽細胞成長因子（FGF）のグループに属する新しい遺伝子、FGF23だった。

研究グループは、見いだしたFGF23が血中のリンを減らすフォスファトニンであると考えていたわけではなかった。それでもＡＤＨＲという疾患に由来する新規配列が先に特許になってしまっていた。そこで、キリンビールはインディアナ大からその特許のライセンスを受けることにした。

「ＦＧＦ23は、トロンボポエチン（ＴＰＯ）以来、久しぶりにキリンビールでクローニング（単離）した新規の遺伝子で、しかもその機能まで突き止めていた。将来、これを商売にしていく可能性があるなら、その権利を抑えておいた方がいいと判断した」

このとき、ライセンス交渉に携わった協和キリン現社長の宮本昌志はこのように振り返る。宮本は98年3月からサンディエゴにあるキリンビールの米国子会社ジェミニ・サイエンスに出向してライセンシングを担当していたが、この交渉は２０００年7月に帰国した後、ジェミニ・サイエンスの現地社員と連絡を取りながら進めた。

キリンビールではインディアナ大からライセンスを受ける一方で、ＦＧＦ23関連の創薬の可能性を検討した。その1つは、ＦＧＦ23そのものが高リン血症の患者の血中のリンを下げる薬にならないかというものだ。だが、腎不全の症状を呈するラットを使って、血中のリンが上昇したタイミングで注射しても効果は見られなかった。リンを下げるメカニズムは腎臓にあるため、腎不全では効かなかったのだ。

では、血中のＦＧＦ23を抑える、つまりＦＧＦ23を標的にした抗体であれば薬になるだろうか。ＦＧＦ23に対する抗体の場合、対象疾患としてまず候補に挙がるのはＸＬＨという遺伝性の疾患だった。そこで2001年に外部のコンサルティング会社を使って、XLH治療薬の可能性について市場調査した。これを担当したのも宮本だった。

「米国とカナダで数人のキーオピニオンリーダー（KOL）の医師に、当時の治療実態と、新薬が必要かどうかを調査したところ、ほぼ全員が『リン製剤とビタミンDとで病気のコントロールはできている』という答えだった。

KOLに聞いたのが良くなかったのかもしれないが、赤ん坊だろうと構わずに、リン製剤を1日4、5回飲ませれば骨は伸ばせるということだった。市場性は乏しいという結論になった」と宮本は説明する。

調査に基づく会社の判断は、「FGF23に対する抗体医薬の開発の優先順位を下げ、当面開発に着手しない」というものだった。それでも山下たちの研究は差し止められなかった。「可能性は検討しろ」というのが山下への指示だった。

FGF23を単離するところまでは、キリンビール側では山下とほんの数人の研究スタッフしか関わってこなかった。だがこの先は、抗体作製の部隊も加わり、研究に関わる人数は増えた。山下らは、リンやビタミンとFGFの関係や、FGF23がどのようにして働くのか、他の細胞などに信号を伝える仕組みや、それに関わる受容体の研究に取り組んだ。

図表10　**FGF23の信号伝達の仕組み**

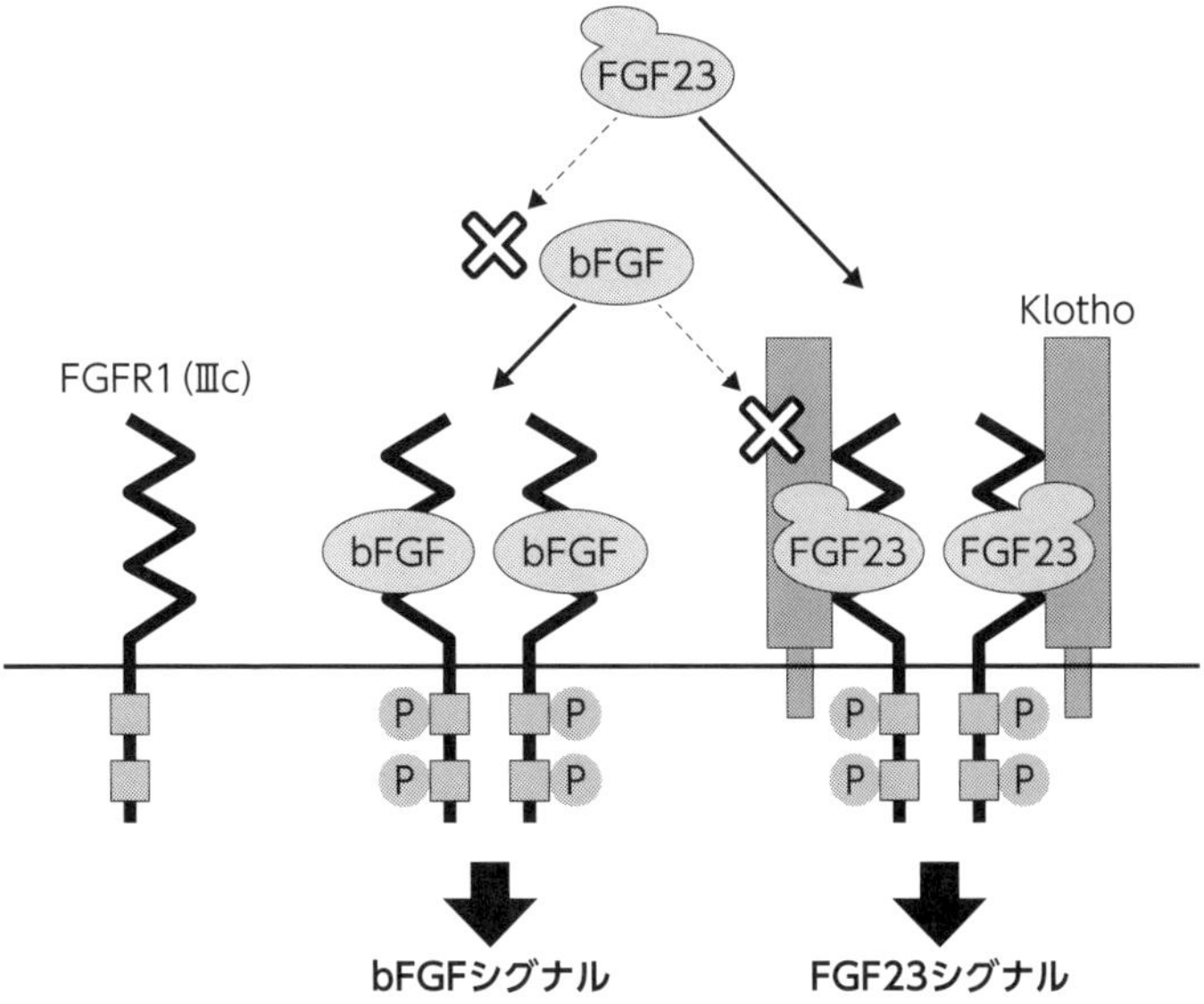

FGF受容体1は、bFGFの信号（シグナル）伝達にも、FGF23の信号伝達にも使われるが、クロトー（Klotho）が使いわけのカギを握る。

（出所）取材を基に作成

ただ、その研究も一筋縄では進まなかった。

試験管内での実験手法を確立

「一番の課題は、FGF23のたんぱく質が細胞膜を通過する際に酵素に切断されてしまうことだった。活性があるたんぱく質を集めるのが困難だったが、動物に免疫するためには力業で大量のたんぱく質を用意する必要があった。研究者からは『毎日肉体労働をさせられているようだ』と悲鳴が上がった」

と、山下は振り返る。

研究を進める上で最も大きな課題は、動物実験をする以外にFGF23の活性を調べる方法がないことだった。これは後に、山下らがFGF23の研究を深めて分かったのだが、FGF23は細胞内に信号を伝達するために、ベーシックFGF（bFGF）と呼ばれる別のたんぱく質と同じFGF受容体1を利用する。

受容体は細胞表面にあるたんぱく質で、FGF23やbFGFは同じ受容体たんぱく質を利用して、細胞内に信号を伝える。

だが、FGF23は、FGF受容体1に直接結合するわけではなく、クロトーという別のたんぱく質がFGF受容体1に結合した場合にだけFGF23のシグナルを伝達するという複雑な仕組みだった。山下らがFGF23のターゲットと考えられる腎臓の細胞から、FGF23と相互作用するたんぱく質を網羅的に解析したところ、相互作用するたんぱく質としてクロトーが浮かび上がってきた。

「ＦＧＦの受容体には幾つかの型があって、ＦＧＦの方も23というぐらい、さまざまなタイプがある。それらが互いにどう相互作用しているのかというと、クロトーのような介在分子があって有効に機能しているということなのだろう」

と山下は言う。山下らはこの研究成果を、２００６年10月に科学誌ネイチャー電子版に報告している。

クロトーを細胞に添加すれば、試験管内でＦＧＦ23の活性を調べたり、ＦＧＦ23に対する抗体の性能を評価したりできる。ただ、この実験手法を構築したのは２００３年のことだった。それまでの研究は、実験手法が確立されない中で、手探りで進めざるを得なかった。

実験手法を構築してからは、多様な抗体を作製して評価する研究を加速できた。この場面で活躍したのが、当時、キリンビールに所属し、その後、帝京平成大学の教授となった石田功らが開発した、独自の完全ヒト抗体産生マウスだ。

人工染色体技術により、マウスの抗体遺伝子をヒト抗体遺伝子に置き換えたもので、このマウスに抗原を投与すれば最初からヒトの抗体が入手できる。マウスに免疫してできたマウス抗体の遺伝子を操作して、ヒトへの免疫反応を少なくするヒト化の作業が不要になるのだ。

このマウスを用いてさまざまな抗体を作製し、検討を重ねた。新しい抗体を取得しては、既に取得した抗体と比較するという作業を何サイクルも繰り返し、最終的に得られた候補の抗体をサルに投与したところ、1カ月間効果が持続した。しかも、1種類の抗体で、臨床応用可能な量での結果だった。

「これならいける」

と山下は思った。

ただ、それでも社内の評価は依然として低かった。このため2005年夏頃、山下は米国立衛生研究所（NIH）の研究者とやりとりし、その研究費をもらって開発を進めようと画策した。山下はNIHに行くついでに、ジェミニ・サイエンスに立ち寄った。当時、ジェミニ・サイエンスには須藤友浩が出向し、キリンビールが創出したがんに対する抗体医薬の臨床開発を行っていた。

山下からFGF23に対する抗体の話を聞かされた須藤は、すぐに東京本社に連絡した。「米国で再び調査をしたいので、数カ月時間をもらえないか」と、当時、医薬カンパニーの企画部長の三箇山俊文に直訴した。須藤の目から見れば、動物実験のデータを見る限り、間違いなく医薬品にできると思えたからだ。

東京本社の了解を取り付けた須藤は、06年初めに山下と一緒に米国のKOLの医師6、7人を訪問してヒアリングした。だが、サルで1カ月効果が続いたというデータを見せても、結果はコンサルティング会社のリポートと同じで、「既にリン製剤とビタミンD製剤で治療できているのだから、高価な抗体医薬は必要ない」という声が大半だった。「サイエンスとしては面白い」と言われたが、臨床試験に興味を示す医師はほとんどいなかった。

ただ、医師に会って直接聞いてみると、「今の薬で十分」と言っているのは、実際には新しい薬、しかも扱い慣れない抗体医薬を使うことに慎重になっているからではないかと感じた。

そこで須藤と山下は宮本と話し合い、医薬品となる可能性について検討した。市場性だけでなく、製造面や特許の課題、開発の計画、事業性も含め、３カ月かけて幅広く検討を進めたうえで、最終的には宮本が提案書をまとめて経営会議に通した。これが２００６年12月のことだ。

こうしてＦＧＦ23に対する抗体医薬ＫＲＮ23は会社から正式に認められて、第１相臨床試験が許可されるところまでたどり着いた。

米バイオベンチャーを育てたオーファンドラッグ法

希少疾病用医薬品に７年間の市場独占権を与えるなどの内容を盛り込んだ、オーファンドラッグ（希少疾病用医薬品）法が米国で施行されたのは１９８３年。米国内の患者数が20万人以下の疾病が対象だ。その後、日本は１９９３年、欧州は２０００年に同様の制度を設けたが、米国での制度化は圧倒的に早い。そして、ジェネンテックやアムジェンなどの米バイオベンチャーは、創業当初にいずれもこの制度を利用して市場を独占し、事業拡大に弾みを付けた。

１９８２年に施行されたスモールビジネスを資金面と事業化で支援するＳＢＩＲ（Small Business Innovation Research）制度と、オーファンドラッグの制度が米バイオベンチャーの振興に大きく寄与したことは明らかだ。

だが、オーファンドラッグの指定数や承認数が急拡大し始めるのは２０００年代半ば以降だ。２００１年に米国でコンサルティング会社を使ってＦＧＦ23に対する抗体のＸＬＨに対する市場性を調査した結果、キリンビールが「開発に着手しない」と決定したのも無理はない。２０００年代はまだ一部の製薬企業やバイオベンチャー以外は、希少疾患に目を向けてはいなかった。

英グラクソ・スミスクラインや米ファイザーがオーファンドラッグの専門部門の設置を発表し、フランスのサノフィ（当時はサノフィ・アベンティス）が希少疾患に焦点を当てた米ジェンザイムに買収を提案したのは、いずれも２０１０年のことだ（ジェンザイムの買収は２０１１年に成立）。

キリンビールが抗ＦＧＦ23抗体について、「当面開発しない」と決めた２００１年はおろか、宮本が経営会議に企画書を提出した２００６年12月の時点でも、まだオーファンドラッグの開発が大手製薬企業の仕事だと考えていた者は多くはいなかった。ＫＲＮ23の開発が決定してからも、茨の道はまだ続いた。

ＦＤＡからの臨床試験保留命令

ＦＧＦ23に対する抗体にはＫＲＮ23という開発番号が付けられ、米国で第１相試験を行う方針が決まった。

「ずっと臨床開発を進めていこうというのではなく、まずは第１相をやってみようという感じだった」

と須藤は話す。

日本ではなく、米国で実施することになったのは、「患者数が少ない疾患であり、日本で患者を見つけて臨床試験をやるのが困難だったからだろう。グローバルを視野に入れなければ事業性の見通しがつかないということだったと思う」。

臨床試験を開始するためにＦＤＡへ相談に行くと、動物実験の追加を求められた。ヒトとマウスのＦＧＦ23遺伝子の配列は微妙に異なるため、ヒトＦＧＦ23に対する抗体をマウスに投与しても効果は見られなかったが、サルに対しては効果を示し、安全性にも問題は見られなかった。

だが、ＦＤＡはサル以外にもう１種類、別の動物を使って実験することを求めてきた。そこで、ヒトＦＧＦ23に対する抗体は、ウサギに対してもわずかながら反応を示すことをＦＤＡに告げると、「だったらウサギの試験をするように」と求められた。

ところが、ウサギは血中にリンが増えることに対して過敏だった。このため、ヒトＦＧＦ23に対する抗体を投与したウサギは何匹か死亡してしまった。ＦＤＡとの議論は最初から難しいものとなり、２００８年４月、ＦＤＡは新薬の治験届を受理するのと同時に、クリニカルホールド（実施保留命令）を発出した。

須藤は当初、健常人を対象にして第１相の臨床試験を開始し、少しずつ用量を増やして血中のリン濃度に変化が見られるようになってから、XLHの患者を対象にした試験に切り替えようと考えていた。だが、健常人への投与に待ったがかかってしまったのだ。

この結果、第1相試験では最終的に承認された臨床用量の300分の1という低用量から患者への投与を開始し、少しずつ増量して用量を検討しなければならなくなった。しかも、1人の被験者に投与してみて、1カ月間安全性を確認してから次の被験者に投与するといった方法で実施するよう求められた。

結局、XLHの成人患者を対象とした第1相試験を開始するのは2009年1月となり、単回投与で安全性を評価する試験が終了するまでには3年近い時間がかかった。

だが、けがの功名というわけではないが、XLH患者を対象に第1相試験を行うことになって、須藤はあることに確信を抱く。FDAからクリニカルホールドを命じられた2日後、須藤は一緒に開発をしてくれる医師と2人でXLHネットワークという患者団体の会長と話し合うためにフロリダを訪問した。

ウルトラジェニクスとの提携

須藤が会長に、動物実験でウサギが死亡したことも包み隠さず話し、XLHの成人患者の協力を得るしかなすすべがないのだ、と説明すると、会長は「この薬の開発をぜひ続けてもらいたい」と期待を口にした。「現在の治療法で患者は満足していない、新しい薬が求められているのだと、このとき強く確信した」と須藤は振り返る。

医師からすれば、リン製剤とビタミンD製剤を使用するようになり、以前に比べれば症状を十分にコントロールできるようになったということだったのだが、患者からすれば、大量のリン製剤を1日に何度も服用し、下痢や腎石灰化、高カルシウム尿症、二次性副甲状腺機能亢進症などの副作用を警戒しなければならない生活は、決して満足のできるものではなかった。

米国での第1相試験は２００９年1月に始まったが、その前の２００７年7月にキリンビールから分社化されて発足したキリンファーマは、２００８年10月に協和発酵工業と合併して協和発酵キリンとなっていた。その後、２０１９年に社名変更して協和キリンとなる。

須藤たちはＫＲＮ23を成人にも小児にも有用な薬として開発しようと考えたが、よりニーズがあるのは成人よりも小児の方だった。成長過程の小児期には、低身長などの成長障害、O脚、Ｘ脚などの骨変形が進むため、治療効果が見た目にも分かりやすく、治療を受け入れやすい。

半面、身長の伸びが止まったような成人期の患者では、治療を行うことの利点をどうやって示すかが課題だった。ただし、ＦＤＡからは成人を対象とする試験を終え、その後に小児の試験を実施することが求められた。

患者に投与を始めると、ほとんどの患者で血中のリン濃度は上昇し、薬理作用が得られることには手応えがあった。しかしながら、血中リン濃度の上昇を有効性の指標にすることを、ＦＤＡはすんなりとは認めてくれなかった。

どういう指標で判断するかについてはＦＤＡと議論して合意を得る必要があったが、米国での臨床開発の経験も、希少疾病用医薬品の開発の経験も乏しい須藤たちにとって、ハードルの高いことだった。「このまま進めて本当に承認が取れるのか」という難しい議論が、社内では重ねられた。

結局、小児のＸＬＨ患者を対象とする第2相試験を開始する前の２０１３年9月初め、協和キリンは米ウルトラジェニクス・ファーマシューティカルとＫＲＮ23の開発と販売で提携したと発表した。開発に関しては両社で開発費を折半し、米国、カナダ、欧州ではウルトラジェニクスの主導により共同開発を行うという内容だった。

販売については、米国とカナダでは共同販売し、欧州では協和キリン、メキシコと中南米ではウルトラジェニクスが販売するという内容だ。ウルトラジェニクスは２０１０年に発足して間もないベンチャーで、社員数も当時は20人ほどしかいなかった。契約に際しても、協和キリンが受け取るアップフロントの一時金は、ゼロとすることになった。

「もっと大きな会社と組んで、アップフロントももらえた方がいいんじゃないか」社内にはそんな声もあった。ウルトラジェニクスを相手に選んだ理由について、須藤は次のように説明する。

「何よりこの薬を一番理解して、開発してくれそうだったことだ。リンに関連するオーファンドラッグの開発経験者がいて、ＦＤＡと交渉するなどの点でも専門性が期待できた。もう1つは、大手製薬と組むと欧米マーケットはすべて持っていかれる感じになりかねない。協和キリンとしては、何とか自分たちで販売までやってみたいという思いがあった。アップフロントはゼロだけど、その分それなりの条件で交渉できた」

こうしてＫＲＮ23のグローバルでの開発は、ウルトラジェニクスというパートナーを得て、一気に加速する。

グローバルファーマへの先導役に

ウルトラジェニクスと提携して以降の開発の加速ぶりは、医薬品医療機器総合機構（ＰＭＤＡ）の審議結果報告書などの資料を見ると明らかだ。ただ、順風満帆というわけでもなかった。その１つが希少疾病であるために、ＸＬＨ患者に関するデータの入手が困難だったことだ。自然に経過したときにどのような課題があるかを把握しなければ、治療薬の利点を説明しきれない。最終的には患者団体や大学などの協力を得ながらデータ収集に努めたが、ＦＧＦ23に対する抗体によって血中のリンを改善することが骨にどういう影響を与えるのか、リン製剤の服用では不十分だったのかといったことを、データを示して説明していくのは簡単ではなかった。

２０１６年６月、ＦＤＡからＸＬＨに対してブレークスルーセラピーの指定を受け、２０１７年８月、ＦＤＡに承認申請書を提出したが、「それでも承認される確信は持てなかった。２０１７年10月にＦＤＡに承認申請が受理される前後に、『やっと行けるな』と手応えを感じた」と須藤は振り返る。

米国では、2018年4月に成人および1歳以上の小児XLHを対象に承認を取得することに成功した。欧州では米国よりも1年ほど前の16年11月、第2相までの小児XLHのデータで条件付きの承認申請を行い、18年2月に欧州医薬品庁（EMA）が小児・成長期の青年のXLHに対して条件付きで承認した。こうして18年4月、米国とドイツで販売を開始して薬価の交渉を経ながら欧州での販売国を少しずつ増やしていった。

「これでやっと対等になれた」

米国での発売後、ウルトラジェニクスは米国サンフランシスコのダウンタウンで博物館を借り切って、発売記念のイベントを開催した。患者団体を招いて開かれたそのイベントには、協和キリンの新社長に就任したばかりの宮本も招待されていた。

イベントで、XLH患者を代表してスピーチをした50代の女性は、ウルトラジェニクスの社員から宮本を紹介されると抱きしめて、「この薬を作ってくれて本当にありがとう」と感謝した。

「私も、私の娘もXLHだが、娘はもうすぐ子どもを産む年齢に差し掛かる。私のせいで孫にまで病気を伝えるんじゃないかと罪悪感を抱いていたけれど、これで罪悪感から解放されるわ」

「この一言はうれしかった。製薬企業に勤めていて良かったと思える瞬間だった。自分も昔、少し関わった薬だったので、このタイミングで社長をやらせてもらって幸運だと思った」

と宮本は言う。

２０１6年から２０２０年3月末まで英国子会社に籍を置き、クリースビータの欧州での市場導入に関わってきた須藤も、「発売した後に、直接患者さんの声を聞く機会が何回かあったが、患者さんの喜びの声を聞くのは何物にも代え難いものだと思った。これだけお金も時間もかけて開発したけれど、患者さんの応援の言葉に応えることができて本当に良かった」と口にする。

須藤は患者と顔を合わせたときには、「会社が作ったというよりも、あなたたちが作った薬です」と感謝を口にするようにしているという。実際、開発初期に用量漸増試験で、何度も繰り返し投与を受けて大変な思いをした患者を見てきたからだ。

クリースビータは、日本でＦＧＦ23関連血症性くる病・骨軟化症という少し広い適応症で２０１９年1月に承認申請を行い、同年9月に承認を取得した。というのも、ＦＧＦ23に関連した血症性くる病・骨軟化症はＸＬＨやＴＩＯが代表格ではあるものの、それ以外にも超希少な疾患が幾つもある。

適応となる疾患を病名で制限するとそれ以外の疾患は適応外使用となり、保険償還の対象にはならない。ただ、超希少な疾患を対象に臨床試験を行って承認を得るのは容易ではない。厚生労働省やＰＭＤＡもそこを理解していたから、クリースビータに対して「ＦＧＦ23関連」という世界で最も広い適応症を認めたのだ。

その後、クリースビータは適応症となる疾患と、承認国を少しずつ増やしながら売上収益を伸ばしてきた。２０２１年12月現在、35の国や地域で販売され、グローバルで約４０００人の患者が治療を受けている。

須藤はクリースビータのことを、「ずっと日陰者のような存在だった」と口にするが、2016年に始まった協和キリンの2020年までの中期経営計画の中では、グローバルスペシャルティーファーマの実現をけん引する存在と位置付けられていた。

ピーク時売上高として、「1500億円を期待する」とも記されてもいる。今後、売上高がどこまで伸びるかは分からないものの、2022年には1000億円超えが視野に入っている。

2008年に、互いにバイオ医薬品に強みを持つ協和発酵工業とキリンビールの医薬事業（キリンファーマ）を統合して発足した協和キリンにとって、クリースビータは1つの象徴的な製品でもある。2012年に発売した同社で初めての抗体医薬「ポテリジオ」は旧協和発酵工業で創製したものだった。クリースビータは旧キリンビールで創製した初めての抗体医薬だ。「これでやっと対等になれた」とキリンビール出身のあるOBは口にする。

ただ、協和キリンが誕生して既に10年以上が過ぎた。協和キリンの創薬は、既に次のステージへと踏み出している。

アトピー性皮膚炎で米アムジェンと提携

その象徴といえるのが、アトピー性皮膚炎に対して開発中のKHK4083だ。協和発酵に由来する、標的に対する抗体の攻撃力を高めるポテリジェント技術と、キリンファーマに由来する完全ヒト抗体を作製する技術という、２つの独自技術を適用した抗体医薬だ。ＯＸ40というたんぱく質を標的に、２０２２年中にもグローバルな第3相臨床試験をスタートさせるべく準備を進めている。

２０２1年6月1日、協和キリンはＫＨＫ４０８３のアトピー性皮膚炎に対する開発・販売で米アムジェンと提携した。日本では協和キリンが治験を主導するが、米国、欧州、アジアではアムジェンが主導して治験を行う。協和キリンは、グローバルでの自社開発・販売体制の構築を急いでいるところだが、アトピー性皮膚炎という、競争が激しい領域であることもあり、アムジェンと連携して闘っていくことにした。その分、大きな市場が期待できる。２０２5年以降の成長をけん引する、次世代のバイオ医薬品だ。

次の時代に向けては、異性体が生じず、製造が容易な独自の二重特異性抗体などの技術も仕込んでいる。１９８２年に医薬品事業に参入したキリンビールと、戦後の１９４9年に創業した協和発酵工業という日本の製薬業界では新参者の両社を継承する会社が、創薬の分野で今後どのような進化につながっていくのか注目される。

第9章

塩野義製薬がものにした開発困難な抗菌薬「フェトロージャ」

「われわれは、日本市場だけを見て創薬しているわけではない。本質的なニーズはあるのに開発されている品目が少ない分野は将来、必ず道が開けると想定して取り組んでいる」

（澤田拓子・塩野義製薬副社長）

衝撃のオニール・レポート

２０１９年末に突如出現した新型コロナウイルス感染症（COVID-19）は、科学と技術の成果に酔いしれていた21世紀の人類に、感染症がまだ克服には程遠い脅威であることを改めて認識させた。だが、感染症が人類にとって大いなる脅威であることを指摘する声は、それ以前からも強まっていた。

感染症の脅威を警告した代表的なものとして、英国政府の依頼で経済学者ジム・オニールらが作成した報告書がある。２０１４年7月、当時英首相デビッド・キャメロンの依頼で作成に取りかかり、同年12月に発表した第一報で、以下の2点を挙げて警鐘を鳴らした。

（１）既存の抗菌薬が効かなくなった薬剤耐性（ＡＭＲ）の微生物による死者は２０１３年には世界で70万人程度だったが、今後何も対策を取らなければ、２０５０年には１０００万人が死亡する。

（２）その経済的損失が２０５０年までの累計で１００兆ドルに達する。

オニールらによるＡＭＲに関する報告書の最終版は、２０１６年5月に発表された。相前後して２０１５年5月、世界保健機関（ＷＨＯ）が開催した世界保健総会で、ＡＭＲに関する「グローバル・アクション・プラン」（国際行動計画）が採択され、加盟各国は2年以内にＡＭＲに関する行動計画を策定するよう求められた。

日本では２０１６年から２０２０年の5年間で取り組む「ＡＭＲ対策アクションプラン」が策定され、関係省庁による集中的な取り組みが始まった。

「以前からＷＨＯはＡＭＲに対するアラートを出していたが、オニール・リポートで経済的視点を交えてインパクトを説明したのが大きかった」

塩野義製薬副社長の澤田拓子はそう話す。以来、国際連合総会のハイレベル会合やＧ７サミット（主要7カ国首脳会議）、G20（20カ国・地域）会合といった国際会議においても、ＡＭＲ対策は主要な議題として取り上げられてきた。

２０１６年にＡＭＲ対策アクションプランが策定されて以降、日本でも着実に対策は進められつつある。国立国際医療研究センター病院のＡＭＲ臨床リファレンスセンターが調べた全国の抗菌薬販売量は、耐性菌の出現を抑える適正使用の推進によって２０１６年以降緩やかに減少し、２０２０年にはCOVID-19の影響もあって前年より20％減少した。アクションプランで掲げた目標には及ばないものの、ＡＭＲを警戒する意識は医療現場に着実に浸透しつつあるといっていい。

国立国際医療研究センター病院ＡＭＲ臨床リファレンスセンターの２０１９年12月の発表によると、ＡＭＲによる推定死亡者数は２０１１年から２０１７年まで、年間約８０００人で推移している。

調査で死亡者数の推計の対象としたのは、薬剤耐性菌の中でも頻度が高いメチシリン耐性黄色ブドウ球菌（ＭＲＳＡ）とフルオロキノロン耐性大腸菌（ＦＱＲＥＣ）だ。ＭＲＳＡの割合が２０１１年から徐々に低下する一方、ＦＱＲＥＣは徐々に増加し、合計の推定死亡者数はほぼ横ばいで推移している。ブドウ球菌と大腸菌は共にありふれた細菌だが、抗菌薬への耐性を獲得することによって、厄介な存在になっている実態が分かる。

最優先のカルバペネム系耐性細菌

だが、臨床現場ではさらに手ごわい新顔がたびたび検出されて問題になっている。それがカルバペネム系の抗菌薬に耐性を持った緑膿菌や腸内細菌などだ。２０１７年にＷＨＯが公表した「新規抗生物質が必要とされる細菌のリスト」においても、カルバペネム耐性の緑膿菌や腸内細菌などが、「最優先」の課題としてリストアップされている。

いずれもグラム陰性菌と呼ばれる、細胞壁が薄い半面、細胞壁の外側に外膜という構造を持った細菌だ。この外膜がバリアーとなって抗菌薬が中に入りにくいことが、グラム陰性菌に有効な抗菌薬の開発を困難にしてきた。

カルバペネム系の抗菌薬は比較的新しい抗菌薬で、さまざまな種類の細菌に高い効果を示し、耐性菌で問題となるβラクタム系抗菌薬を分解するβラクタマーゼという酵素にも分解されにくい。

こうしたことから、カルバペネム系抗菌薬はとりわけ院内感染などに対して〝切り札〟として使われてきた。ＷＨＯがカルバペネム耐性のグラム陰性菌に神経をとがらせるのは、切り札が使えなくなることを警戒しているからだ。

その点、塩野義製薬が２０２０年2月に米国で発売した「フェトロージャ」（セフィデロコル）は、カルバペネム耐性を含むさまざまな耐性を獲得したグラム陰性菌に有効なため、開発段階から周囲の期待を集めてきた。

その研究開発をリードしてきたのは、感染症領域シニアフェローの山野佳則だ。1986年に入社して30年以上、抗菌薬の研究に携わってきた研究者だ。2005年に塩野義が発売したカルバペネム系の抗菌薬「ドリペネム」の創薬にも関わった。抗菌薬研究のベテランだ。

山野は、ちょうど創薬研究所・感染症部門長に就任した2005年ごろ、苦境の真っ只中にいた。

「ドリペネムは入社したときには既に見つかっていた化合物だった。それから20年研究を続けても、別の抗菌薬が出せなかった。『これ以上、研究を続ける価値があるのか』と研究所で言われていた」

と振り返る。

塩野義製薬は、大阪市中央区にある薬の町、道修町の発祥で、かつては田辺製薬（現田辺三菱製薬）、武田薬品工業と並んで〝道修町の御三家〟と呼ばれた老舗製薬企業だ。1959年に「シノミン」、1982年に「シオマリン」、1988年に「フルマリン」を自社創製するなど、とりわけ感染症領域で強みを発揮してきた。

その後も1992年に「セフテム」、1997年に同「フロモックス」、そして2005年にドリペネムと、コンスタントに新規抗菌薬を世に送り出してきたが、1990年頃に研究に着手したドリペネムを最後に、新規候補品の創出が途絶えていた。

人員削減のなか挑んだ「トロイの木馬」

一方、かつて抗菌薬は多くの製薬企業が手掛けていたが、衛生環境の改善などによって病気の主流が感染症から生活習慣病へと変化する中、抗菌薬の研究から撤退する企業が相次いだ。そのことは新規の抗菌薬の承認数に如実に現れている。

米国で新たに承認を受けた抗菌薬の数は、1983年から1987年までの5年間で16品目だったが、次の5年は14品目、その次の5年は10品目、その後も5年ごとに6品目、5品目と減少し、2008年から2012年の5年間ではわずか2品目しか承認されていない。塩野義製薬は感染症領域から撤退こそしなかったものの、2005年頃には急性期疾患から慢性期疾患治療薬へとシフトする方針を打ち出し、抗菌薬の研究人員は徐々に減らされていた。

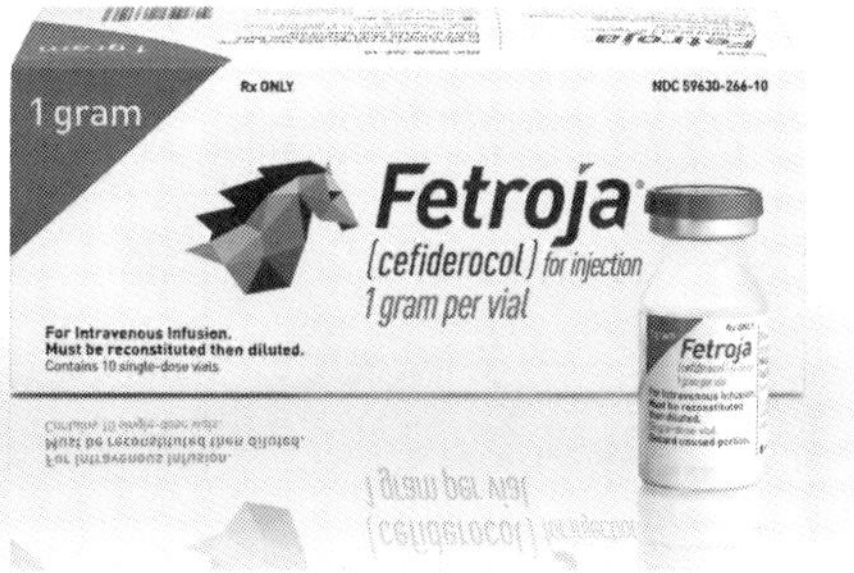

2020年に米国で発売した新規抗菌薬「フェトロージャ」

なかなか結果を出せないことから、感染症の研究をマネジメントする立場だった山野は追い込まれていた。そこで、「いちかばちか」で始めたのが、シデロフォアセファロスポリンと呼ばれるタイプの抗菌薬の研究だった。

鉄は、細菌を含む多くの生物にとって不可欠な栄養素だ。

このため微生物は、鉄を取り込むためにシデロフォアという有機化合物を分泌する。微生物は鉄と結合したシデロフォアを細胞膜上にある受容体を介して体内に取り込む。

シデロフォアセファロスポリンは、細菌が分泌するシデロフォアに模した部分構造を有しており、シデロフォア同様、グラム陰性菌の外膜にある受容体を介して外膜の内部に入り込む。つまり、鉄と結合したシデロフォアセファロスポリンは細菌を〝だまして〟体内に入る抗菌薬だ。ギリシア神話を彷彿とさせることから、研究者の間では「トロイの木馬」とも呼ばれている。

βラクタム系の抗菌薬を、シデロフォアに模した構造にするというのは塩野義の専売特許ではない。フェトロージャの前身になるような抗菌薬は、１９９０年代には幾つかの会社が見いだしていた。高い抗菌活性が見られたため、幾つかの会社が臨床試験を進めたが、安全性などの問題のために、いずれも中止となっていた。

「われわれも研究してみて、細菌に対する効果は期待できるものの、薬にするのは絶対無理だろうと感じていた。このタイプの研究はやらないと決めた時期もあった」

と山野は言う。

塩野義は、シオマリン、フルマリンの頃からβラクタム系の抗菌薬を得意としてきた。

「２０００年頃、ヒトゲノムの解読完了が見えてきたときには『ゲノム配列が分かれば、新しい骨格の抗菌薬が幾つも見つかるはずだ』という機運が高まったが、結局、新しい骨格の抗菌薬は出てきていない」

と山野は言う。骨格というのは炭素原子どうしのつながり方を指し、製薬企業によって得意な骨格というものがあるようだ。

山野は続ける。

「特定の酵素を狙って阻害する化合物を作っても、その酵素がすぐに変異して耐性を持った細菌が出てくる。普通の創薬では、特定のターゲットに焦点を当てて掘り下げていけばよいが、抗菌薬はそれだけではうまくいかないところに難しさがある」

こうしたことから山野たちは新規の骨格を探求するのではなく、扱い慣れたβラクタム系を深掘りすることで、新規抗菌薬の創出をめざした。

だが、研究を重ねても候補品は生み出せなかった。山野は他に手がないところまで追い込まれ、もう一度シデロフォアセファロスポリンに挑戦してみた。すると予想に反して手応えがあり、「だったらもう少し頑張ってみよう」と取り組んだ。これが、２００８年か２００９年頃のことだ。

２年に一度、３０００株の細菌を収集

多くの製薬企業が抗菌薬の研究開発から手を引き、１９８０年代をピークに承認に至る医薬品が減少していったが、衛生環境や栄養状態の改善により、感染症という疾患が減少したことだけが理由ではない。研究開発においても、製造においても、抗菌薬には独特の難しさがある。

「微生物ライブラリー」をいかに維持するかは、そんな抗菌薬の研究開発における特有の課題の1つだ。抗菌薬の創薬研究において、候補品が目的の細菌に効くかどうかを調べるためには、数多くの細菌からなる〝ライブラリー〟が必要となる。しかも細菌の流行株は常に変化するため、一度集めて終わりとはいかない。

塩野義製薬は全国の医療機関の協力を得て、1990年頃から2年に1度、3000株程度の細菌を収集してきた。これだけの細菌を収集・培養してライブラリーに加えていくだけでも骨の折れる作業だ。製薬企業が抗菌薬の研究から撤退していった背景には、この特殊な作業の負担が大きかったこともある。

しかも今回のターゲットはカルバペネムに耐性を持つグラム陰性菌だ。日本ではこの耐性菌はあまり見られない。日本で数少ない耐性株を収集するだけでは、耐性菌に対する効果を十分に検証できないため、世界中からさまざまなメカニズムの耐性菌を収集する必要があった。ここでも大変な作業を要した。

感染動物での効果と結晶化

最終的に抗菌薬候補の有効性を評価するには、耐性菌を感染させた動物を用いて検証する必要がある。細菌には動物に感染しにくいものもある。

「安定して候補品の評価に使える感染モデルの動物をつくり出すのには相当手間が掛かった。1

年ぐらいは菌株集めと、試行錯誤しながら複数の感染モデルの動物をつくり出すことに明け暮れた」

山野はこう説明する。

手間暇をかけた成果はあった。試験管内で培養した細菌にシデロフォアセファロスポリンを直接与えて高い効果が見られても、細菌を感染させた動物では効果が弱くなるケースが多かった。「幾つかの企業がシデロフォアセファロスポリンの開発を手掛けながら中止に追い込まれた一因は、動物での評価が不十分だったせいではないか」

と山野は考えた。欧米企業は動物福祉を背景に、動物実験を減らす傾向にあったからだ。

山野らは、動物実験で安定して効果が見られ、安全性の高いものを選ぶ方針を貫いた。その結果、シデロフォアセファロスポリンの中に有力な候補が見つかった。それがフェトロージャだった。だが、さらなる難関がこのあとに待ち受けていた。結晶化する方法がなかなか見いだせなかったからだ。

創薬の過程では、不純物を取り除いて純粋な物質を得るために結晶化させる必要がある。結晶化は１００％必須ではないものの、医薬品の安定性や品質の観点で、ほぼ確実に求められる作業だ。「結晶化できなかったために、その化合物の開発を断念したという経験はどの製薬企業でもあるはずだ」。当時、研究本部で結晶化を担当していた青木俊明はこう説明する。

「化合物の声を聴け」

通常は医薬品の有効成分にさまざまな酸を加え、冷やしたり混ぜたりして結晶化の条件を探す。ところがセフィデロコルは、これがにっちもさっちもいかなかった。

「注射剤として実績のある塩酸、硫酸、リン酸などを用いて2000弱ぐらいの条件を検討したが結晶化しなかった。勘と経験がものをいう地味な作業なので、研究部門だけでなく、製造部門や工場にまで呼び掛けて、βラクタム系の化合物の結晶化に取り組んだ経験がある人を総動員して1年がかりで検討を重ねた。それで、やっと方法を見いだせた」と青木は振り返る。

結晶化の条件を見つけたのは1人の元社員だった。現役の研究者20人以上を動員して1年近くかけても埒が明かなかったため、退職していたOBに登板を願ったのだった。

その元社員は、フェトロージャのような注射剤ではほとんど使われることのない「トシル酸」を使い、かなり大胆な条件を設定して成功を収めた。「自分たちができなかった結晶化に1カ月から2カ月で成功したので、現役社員は逆に自信を失った」と青木は話す。そんな現役社員に向かって、そのOBは言った。

「よく化合物を観察して、その声を聴け」と。

匠の技を発揮したOBが結晶化の方法を見いだしたことで、原薬はほぼ完成した。ただし、市販後を視野に入れると、流通に適した安定した製剤を開発する必要がある。有効成分である原薬に添加剤などを混ぜ合わせ、注射剤や錠剤、カプセル剤などに仕上げていくことを「製剤」というが、その際、流通や保管の段階で品質が劣化しないように添加剤などを工夫する必要がある。ここから先は製剤化チームの出番となる。

冷凍状態でも不安定な化合物

フェトロージャの製剤化研究の責任者を務めたのは、製剤研究所の川崎英典だ。その川崎は振り返る。

「化合物だけだと、冷凍状態でも不安定な物質だった。それを冷蔵以上、できれば室温で安定させることが課題だった。そうでないと市場に流通させることはできない。流通に適さなければ、臨床試験を開始しても無駄になる。そのために、非臨床試験よりも前のかなり早い段階から、製剤化チームもフェトロージャの研究開発に関わっていた」

原薬の保管はマイナス15度で行われていた。原薬に対して一般的な手法である凍結乾燥を施しても安定した製剤にはならなかった。川崎たちはさまざまな安定化剤を検討し、試行錯誤を重ねた。すると、有機酸を加えることにより安定化させることができた。これで摂氏２度から８度の冷蔵で流通させられる目途がついた。

ただし、フェトロージャの１日の投与量は６gで、１回に２gを３時間かけて、１日に３回点滴で投与する必要がある。ところが１瓶には凍結乾燥した粉末を１gしか入れることができなかった。

「今回は製剤を1瓶1gで設計したため、輸液バックの中に調剤する際には2回行ってもらわないといけなくなった。これは悔いが残る点だ。次の課題は室温での流通を可能にすることと、2gを1つの包装形態の中に収めることだ。この課題をクリアできるよう、継続的に検討していきたい」

と川崎は話す。

冷凍状態でも不安定な原薬を、安定剤を工夫することにより何とか凍結乾燥すれば冷蔵流通できるようになり、フェトロージャは日の目を見ることができたのだが、安定性が低いことから、製造現場は過去に経験がしたことがないほどの奮闘を余儀なくされた。

その一例が、原薬の製造工程の中で、「カラムクロマトグラフィー」による精製を行わなければならなくなったことだ。

「カラムクロマトグラフィーは、大量の溶媒を使い、作業時間も長くかかるので生産効率がどうしても低下する。吸着剤を用いるなど、クロマトグラフィーの使用を回避することを検討したが、品質を制御するために避けられなかった」

と、生産子会社のシオノギファーマ生産技術部で原薬製造を担当した竹尾正敏は振り返る。

不安定な医薬品であることの苦労話としては、例えばこんなエピソードもある。薬を瓶に注入する充填工程について、臨床試験向けの治験薬の製造以降は自動化したが、治験薬の製造方法を確立する前の、工業化の条件を検討する段階ではオペレーターによる手作業でバイアルへの充填を行っていた。フェトロージャは1つのバイアルに充塡する用量が9ccと多く、既存の設備が利用できなかったためだ。

だが、この充塡作業は7度の低温状態で行わなければならなかった。担当するオペレーターは低温の狭いブースの中に朝から夕方まで閉じこもり、何本も何本も充塡する作業を繰り返さなければならなかった。

そもそも抗菌薬の製造は、通常の低分子医薬品とは異なる厄介な点がいくつもある。その1つは生産量が大きくなることだ。例えばセフィデロコルの場合、1日の投与量が6g、1回の投与量が2gと、投与量はグラム単位だ。一般の医薬品の1錠当たりの有効成分はmg単位のものが多く、中にはμg単位のものもある。生産量を増やすために生産設備は大きくなり、1つの工程に要する時間も長くなる。

加えて抗菌薬の中でもβラクタム系の場合、設備を専門に設けなければならないことも課題だった。同じ製造工程で別の医薬品を製造し、万が一にでもβラクタム系抗菌薬がほんのわずかでも混入すると、それを服用した患者はアナフィラキシーを起こす危険性があるからだ。

原薬は中国、インド、イタリアからの輸入に依存

そんな規制の存在もあって、抗菌薬を製造する企業は減少の一途をたどっている。抗菌薬の研究開発からも多くの製薬企業が撤退し、新薬の承認取得件数が減少している。原薬などの製造企

業でも、採算の悪化や、環境規制などに対応するための設備投資ができないといった事情から、撤退する事例が相次いでいる。

その結果、日本では後発医薬品メーカーを含め、抗菌薬の原薬は中国やインド、イタリアなどからの輸入に依存している状態だ。こうした海外の原薬輸入元で品質などの問題が起こると、抗菌薬の供給に支障が出る事態も生じかねない。

実際、2019年初めには、日医工のセフェム系抗菌薬であるセファゾリンの原薬調達に支障が生じ、供給を停止せざるを得なくなった。

フェトロージャの原料調達でも同じような事態が生じた。とある原料を海外企業から輸入していたところ、商用製造を開始する前の段階で原料に異物が混じっていることが発覚した。

「現地に行って原因は突き止めたが、安定的な品質で原料を供給できないとの判断から急遽、塩野義のグループの中でその原料をつくるために、工程を立ち上げることになった」と、シオノギファーマの竹尾は言う。そこでシオノギファーマの金ケ崎工場内に製造工程を立ち上げ、その原料を自社製造に切り替えた。わずか3カ月という異例のスピードで生産体制を構築した。

こうした幾つかの難題をクリアして商業生産の目途をつけた。だが、医薬品はものができるだけではまだまだ半製品だ。どのように使用することによって、どのような症状を抑え、疾患を治療できるようになるのか。それを証明するには、臨床試験などを通じたエビデンスの構築を待たなければならない。

英グラクソ・スミスクラインとの意見対立

フェトロージャの臨床試験は2012年に始まった。ターゲットである薬剤耐性を持ったグラム陰性菌は、日本ではほとんど見られなかったことから、市場は海外に求めざるを得なかった。このため、2010年当時、抗ヒト免疫不全ウイルス（ＨＩＶ）薬でパートナー関係にあった英グラクソ・スミスクラインと共同研究・開発・販売の契約を締結した。

「海外を中心に臨床試験を行わなければならないことに加えて、いままで当社で扱ってきた抗菌薬と違って、効果を発揮するのがグラム陰性菌だけと非常に狭かった。そういうものを開発した経験はなく、ノウハウもなかったので、単独では手に負えないと考えた」

山野はこう説明する。

2001年に合弁会社を設立して抗ＨＩＶ薬の事業パートナーとなっていたグラクソ・スミスクラインに打診すると、グラム陰性菌に対するシデロフォアセファロスポリンの開発についても興味を示し、2010年10月に共同研究開発契約を締結した。

だが、グラム陰性菌に対する抗菌薬は日本では大きなビジネスになるとは期待できない。また、海外でも感染症領域から撤退する企業が多くある状況で、グローバル開発に邁進したのはなぜだったのかについて、当時、医薬開発本部長だった澤田は、次のように説明した。

「われわれは、日本市場だけを見て創薬しているわけではない。本質的なニーズはあるのに開発されている品目が少ない分野は将来、必ず道が開けると想定して取り組んでいる」

ちょうど2010年に発表した中期経営計画で、塩野義は米欧アジアに拠点整備を進め、グローバル体制を強化する方針を打ち出している。グラム陰性菌に対する抗菌薬の開発を進めることにしたのは、日本では市場性が乏しくてもグローバル展開の武器の1つになるという期待があったのかもしれない。

しかし、2015年に第1相臨床試験を終えたところで、塩野義とグラクソ・スミスクラインは開発方針の違いから袂を分かつことになった。共同研究開発を進めた結果、バックアップ化合物が見つかったが、2つの化合物で臨床試験を進めるだけの資金的な余裕はなかった。どちらの化合物の開発を進めるかに関する両者の判断が異なり、最終的に歩み寄ることができなかった。

このため塩野義はフェトロージャを、グラクソ・スミスクラインはもう1つの化合物をそれぞれ単独で開発し、販売するよう契約を見直した。その後、グラクソ・スミスクラインはもう1つの化合物の開発を中断した状態になっている。

ただし、この頃には抗菌薬を取り巻く状況に変化が見られた。1980年代をピークに新規抗菌薬の開発が低調になっていたと指摘したが、米国では2012年に成立した「2012年食品医薬品局安全およびイノベーション法」の中に、新規抗菌薬の創薬を支援するためのGAINという法律が盛り込まれた。

この法律は、新しい抗菌薬や抗真菌薬の開発と承認を促進することで、公衆衛生上の脅威である薬剤耐性（AMR）に対処しようというものだ。こうした動向を見て、「流れとしてはいずれ抗菌薬に追い風が出てくると感じていた」と澤田は話す。

「こんなことを続けて、会社は成り立つのか」

２０１４年12月、経済学者のオニールらによる報告書の第１報が発表され、ＡＭＲに対する関心はいや応なく高まった。Ｇ７サミットやＧ20会合などの国際会議でもＡＭＲの問題が取り上げられるようになった。グラム陰性菌に対する抗菌薬の開発を手掛ける企業の代表として澤田もときに議論に参画し、ＡＭＲへの対抗手段となる抗菌薬を継続的に出していく仕組みが不可欠だと訴えた。

だが、こうした気運が高まる中でも、大手製薬の間では感染症領域から撤退する事例が相次いでいた。スイスのノバルティスは２０１８年６月に感染症の研究から撤退すると発表した。アイルランドのアラガン（２０１９年に米アッビイが買収）も、

図表11　**フェトロージャの作用イメージ**

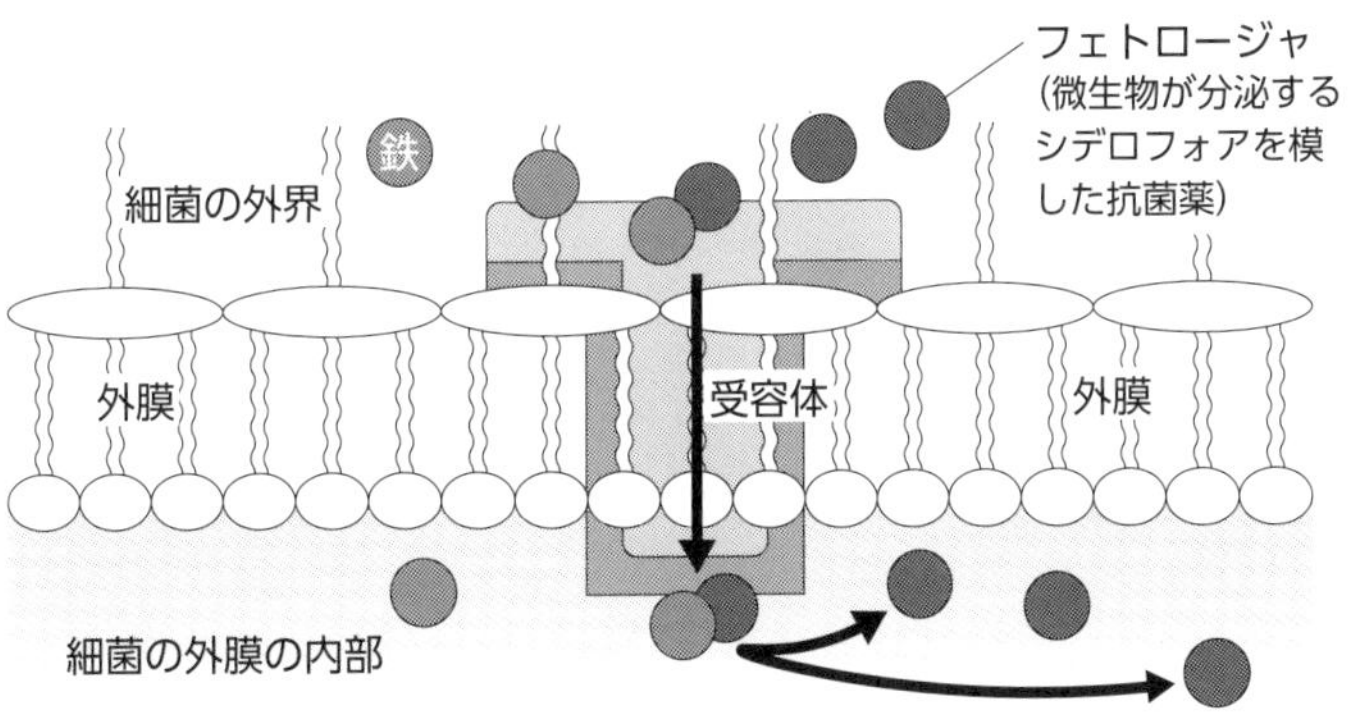

（出所）日経ビジネス2021年8月9日号

２０１８年5月に感染症部門を売却したと発表した。

現在の経済原則の下では抗菌薬の新薬の創出に取り組むことがいかに困難かを如実に示しているのが、ベンチャーの苦闘だ。米アカオゲンは２０１８年6月に米食品医薬品局（ＦＤＡ）から耐性菌による感染症治療用の新しい抗菌薬の承認を得たが、十分な収益を上げることができず、２０１９年4月に破産を申請した。２０１９年10月にＦＤＡから新規抗菌薬の承認取得を発表した米メリンタ・セラピューティクスも、２カ月後の12月に米連邦破産法の手続きを開始している。

塩野義社長の手代木功も、２０２１年9月に開催した報道陣向けの説明会で、「抗ＨＩＶ薬のような慢性的な感染症治療薬ではビジネスが成り立つが、急性期の感染症治療薬は開発に取り組んだベンチャーが潰れてしまうような状態だ。投資家からは、『こんなことを続けて会社が成り立つのか』とお叱りを受けるが、誰かがやらなければならないことだ」と語った。

ＡＭＲに有効な新規の抗菌薬が求められる一方で、乱用すれば新規抗菌薬に対する耐性菌が出現していたちごっことなりかねない。このため、耐性菌が出現するのを避けるために、医学会などがガイドラインを設け、新しい抗菌薬の使用に制限をかけるケースが多い。新規抗菌薬を切り札にするために現場ではなるべく使わないようにするわけだが、この結果、企業は開発に投じた資金を回収することができない。

それでも塩野義は、単独でフェトロージャの開発を進め、２０１４年度中に複雑性尿路感染症を対象としたグローバル第2相試験を開始、２０１５年度中には、カルバペネム耐性菌感染症を対象とした第3相試験も開始した。

臨床試験に対しては、ＦＤＡも欧州医薬品庁（ＥＭＡ）も応援してくれた。山野は、「学会などでＦＤＡの担当者と顔を合わせると、『必要な薬だから、一緒に臨床試験のデザインを考えていきましょう』といった声をかけられた」と思い起こす。

ただ、臨床試験のデザインなどでの交渉は、必ずしも思った通りには進まなかった。

「カルバペネム耐性菌に効果があることがフェトロージャの特長なのに、ＦＤＡからは、カルバペテム系抗菌薬の有効性が期待できる尿路感染症や肺炎感染症などの患者に対して、他のカルバペネム系抗菌薬との二重盲検の比較試験で差がないことを示すよう求められた」

「これに対して欧州では、カルバペネム耐性菌の感染症患者に対してきっちり効くことを示すように要求された。つまり、米国と欧州では全く異なる臨床試験を要求されて、開発期間も開発費も膨らまざるを得なかった」

山野はこう語る。

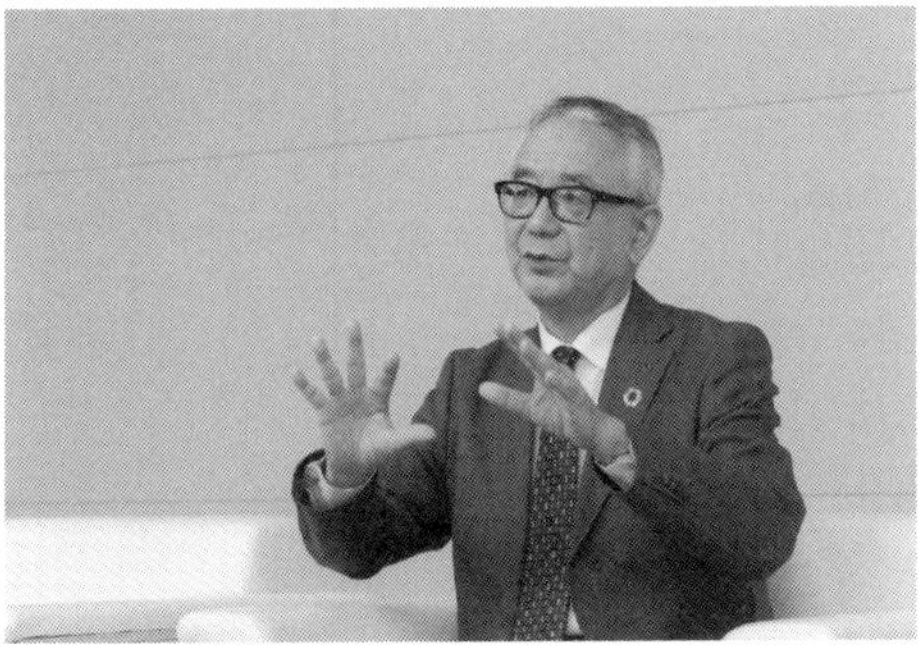

手代木功社長（写真：小林淳）

薬剤の迅速開発のためには、このような方法論の違いを国際的に解決していく必要もあるだろう。

不可欠な低分子の新規抗菌薬

それでもFDAは、2019年2月に第2相臨床試験のデータに基づく承認申請を受理すると、GAIN法に基づく医薬品（QIDP）に指定して迅速に審査を進め、11月には「他の治療薬がない複雑性尿路感染症」を対象に承認した。

欧州でも2020年4月、他の薬が効きにくいグラム陰性菌感染症に対する承認を取得した。9月には米国でもグラム陰性菌による院内肺炎というより広い疾患に対して使えるようになった。

事業的な側面でも、澤田が予想したように「追い風」となる出来事が幾つかあった。1つは、新規抗菌薬開発の担い手が現われない状況に世界の製薬企業が危機感を募らせ、2020年7月、「AMRアクションファンド」という基金を設けて抗菌薬の開発支援に乗り出したことだ。

また、2020年12月には英国政府がフェトロージャを、試験的に導入したサブスクリプション（定額課金）型の償還モデルに採択した。その結果、フェトロージャは処方量と切り離して固定報酬が支払われる試験的な制度の対象になった。

研究開発に対する助成など、〝プッシュ型〟だけでなく、サブスクリプションや備蓄用の購入など、〝プル型のインセンティブ〟の必要性を主張する声は、関係者の間でも高まっている。新規抗菌薬の乱用を避けるためには、売上高を使用量とリンクさせない支払い方式も検討する必要があると指摘する声も聞かれる。

ただし、セフィデロコルの先行きはまだまだ安心できるものではない。実際、日本では薬価制度上、採算が取れる価格が設定されるかが不明なため、「申請を予定しているが、まだ申請していない」と２０２１年5月のインタビュー時に澤田は話していた。

実際には塩野義は２０２２年3月24日、ようやく日本でフェトロージャの承認申請を行った。3月初めに、希少疾病用医薬品（オーファンドラッグ）の指定を受けることが決まり、薬価に一定の加算が付けられる見通しとなったために申請を行ったのだろう。

これでようやく、カルバペネム耐性のグラム陰性菌という人類の難敵に対する日本生まれの武器を、国内で利用する目途がついた格好だ。だが、承認された後も切り札の抗菌薬として慎重に使われ、大きな売上高は期待できない可能性がある。

抗菌薬には開発の難しさや、その研究開発投資を回収することの困難さが付きまとう。この険しき道を、険しき道のまま放置していていいとは思えない。現状のままでは、ＡＭＲに対する武器は限られ、脅威に対して大きなリスクを抱え込んだままとなりかねないからだ。英国同様の制度の導入などが望まれる。

エピローグ

ワクチン開発の司令塔がスタート

東京都内に季節外れの霙《みぞれ》が舞った2022年3月22日、内閣府の健康・医療戦略推進事務局と、国立研究開発法人である日本医療研究開発機構（AMED）は霞ヶ関の合同庁舎で記者会見を開いた。国を挙げたワクチン開発の司令塔となるSCARDA（先進的研究開発センター）という組織を、この日、AMED内に立ち上げたことを説明するためだ。

SCARDAは、内閣府、文部科学省、厚生労働省、経済産業省が一丸となって、長期的・安定的にワクチンの研究開発を支援するために設立した組織だ。ワクチンの基礎研究から実用化に向けた開発までを一気通貫で戦略的に進める。2021年6月に閣議決定した「ワクチン開発・生産体制強化戦略」に基づいて設けられたもので、言うなれば、前総理大臣菅義偉の置き土産だ。

ワクチン強化戦略に関しては、2021年度の第一次補正予算で、計8101億円が確保されている。このうちSCARDAについては1504億円を投じて基金を設け、戦略的な研究費の配分を行っていく。具体的な研究開発テーマは2022年3月に公募を開始したところで、まだ中身ははっきり見通せないが、国が定める重点感染症に対するワクチンの開発に取り組むとともに、ワクチンへの応用が期待される新規モダリティの研究開発にも取り組む。

コロナ禍でこれまでに経験してきた教訓を生かして次のパンデミックに備えようという姿勢は、その人事を見ればよく分かる。

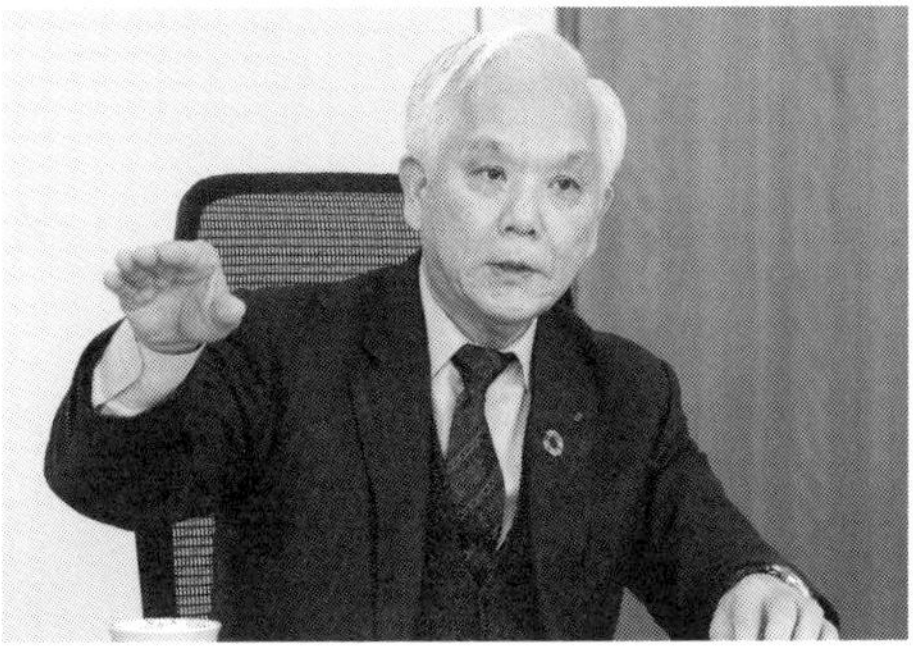

SCARDAセンター長に就任した濵口道成氏（写真：小林淳）

ＳＣＡＲＤＡはＡＭＥＤ内に設置されるが、平時・有事を通してセンター業務を主導し、統括するのはＳＣＡＲＤＡのセンター長だ。そのセンター長には２０２２年3月まで科学技術振興機構（ＪＳＴ）の理事長を務めていた、元名古屋大学総長の濵口道成が就いた。

ＪＳＴは文部科学省が所管する国立研究開発法人で、主に大学などに所属する研究者に対して研究費を配分する役割を担う。イノベーションを生み出すために、国内外で出版された論文などの情報を収集し、徹底的に分析して研究開発戦略を立案してきた。

COVID-19ワクチンにおけるｍＲＮＡのように、次代を担う新規モダリティや新規技術に目を付けてしっかりと投資していくためには、情報の収集力と戦略の立案能力が不可欠だ。何より、厚生労働省を中心とするこれまでの感染症・ワクチン施策では、国立感染症研究所など、厚労省にかかわる組織の人材が重用されてきた。経験やノウハウが豊富なためだろうが、「感染症ムラ」という批判があるように、閉鎖的な印象を与えたのも事実だろう。

濵口は、「ウイルス学者としてスタートした」というが、むしろがんの研究者として核酸分子を用いた新しい治療法の開発に取り組んできたことで知られる。その濵口は、4月4日に開催されたSCARDAの初会合で、「広範な情報収集を行って世界の状況を確認するとともに、戦略的に意思決定して平時有事の体制を作り上げる。課題は山のようにあるが、それに取り組む研究者の人材は全国にたくさんいる。足りないのはそれを1つにまとめて難局を乗り越える力だ。1つにまとめる役割を果たしたい」と語った。

もう1つはそのセンター長を補佐して戦略的な資金配分やマネジメントを行うために「プロボスト」という役職を設け、そこに第一三共で研究開発のグローバルヘッドなどを経験した古賀淳一を就けたことだ。古賀は第2部で紹介した第一三共のエンハーツに早い時点で目を付けた人物だ。加えて、創業間もないころにJCRファーマに入社して20年以上勤務し、アムジェンというグローバルファーマで開発に携わった経験もある。「欧米、日本、大企業、小企業の区別なく経験を積み、色々なものを見てきた。SCARDAの計画はよく磨かれているので、自分自身はたたかれ役となってこの計画を前に進めていきたい」と語った。

民間企業の出身者も含め、国内外の人員を総動員して次のパンデミックを乗り切る体制を作り上げていこうという意気込みが見て取れる。

２０２１年度補正予算では、この他ワクチンの強化戦略がらみで、５１５億円で基金を設けて大学などにおける研究開発拠点の形成を支援するとともに、５００億円の基金を設けて認定ベンチャーキャピタルを通じた創薬スタートアップに対する支援も行う。次のパンデミックに備え、長期視点でワクチンの研究開発に取り組む体制整備が、このように動き始めた。

ただ、それでもＳＣＡＲＤＡが担当するのは、ワクチンとその関連技術を研究開発するところまでだ。仮にそこから実用化できそうなものが出てきたとしても、薬事承認したり、公費負担による予防接種の対象にするかどうかを決めたりするのは厚生労働省だ。ＳＣＡＲＤＡと各省庁との連携が不十分ではワクチン強化戦略も画餅に終わりかねない。

会見でその点を尋ねると、健康・医療戦略推進事務局事務局長の八神敦雄は、「各省庁からは実務レベルの責任者に出てきてもらい、情報共有をするだけでなく、しっかりと役割を確認して、『次はこういうことをやってくれ』と求めていく」と説明した。

コロナ禍の教訓

国を挙げてパンデミックに備える背景には、Ｇ７で合意した「１００日ミッション」の存在もある。２０２１年に英国で開催されたＧ７で設定された、パンデミック発生から１００日以内に検査法や治療法の確立、ワクチン開発を行うという目標がそれだ。このチャレンジングな目標の実現に努力することが、国際社会の一員である日本には求められているのだ。

課題はワクチンだけではない。COVID-19などの感染症をはじめ、世界共通の課題となる疾患は数多く存在する。それらに対するワクチンや診断、治療薬などを低・中所得国に供給するため、世界保健機関（ＷＨＯ）、国連児童基金（ユニセフ）などの国連機関、各国政府などが調達するケースが多い。ところが、「国際公共調達」と呼ばれるこの市場の中で、日本の存在感は驚くほど薄い。

厚生労働省の資料によると、ユニセフなどの国連機関による医療分野の調達額は20年、約６０００億円に達した。このうち日本の占める割合は０・５％の30億円。米国、中国の13％、フランスの６％、ドイツの４％、韓国の３％に比べても大きく見劣りする。

国連機関による調達以外にも、世界エイズ・結核・マラリア対策基金（グローバルファンド）や、感染症流行対策イノベーション連合（ＣＥＰＩ）など、さまざまな国際機関がそれぞれ独自の調達も行っている。したがって、市場規模は６０００億円よりもはるかに大きいはずだが、日本の存在感の薄さは似たり寄ったりだろう。

それも無理のないことかもしれない。国際公共調達は、各国でバラバラの環境やニーズを把握し、各国の規制やＷＨＯの認証などをクリアして、製品を現場まで届けなければならない。これは相当骨が折れそうだ。国内と先進国の市場で十分に利益が出るのなら、それでよしと考えるのも分からないではない。

だがその結果、グローバルな巨大市場に十分にアクセスしてこなかったというのが、日本の医薬品や医療機器産業の実態だ。グローバルでしっかりと販売する拠点を有しているのは、日本の大手製薬会社ではスイスのナイコメッドやアイルランドのシャイアーの買収・統合を経験して世界80カ所に拠点を有する武田薬品ぐらいだ。

ファイザーは2021年、COVID-19向けワクチンのコミナティの全供給量の37％に相当する10億回接種分を、米国政府のプログラムなどを利用して低・中所得国に無償提供した。それでも低所得国に行き届いていないとの批判があるぐらいだが、いずれにせよ、日本政府や国際機関の協力を得ながらでも自社製品を全世界に届けようという気概を持った日本企業がどれだけあるだろうか。

この問題意識は、厚労省や外務省などにもあるようで、国際公共調達を支援する施策に取り組んでいる。例えば厚労省は、チャレンジする日本企業への支援などを含む医薬品・医療機器産業の海外展開促進事業を2022年度にスタートする。WHOによる医薬品・医療機器の事前認証取得の支援なども行うとのことだ。

市場を日本や先進国に限定せず、世界全体を視野に入れるべきだ。それが恐らく新型コロナで日本の製薬産業・ワクチン産業が得た第一の教訓だろう。

日本企業の創薬力はどうだろう。第2部で見て来たように、粘り強く、繊細で緻密な日本企業は、創薬に向いている。しかも医薬品は、たった1人の天才の発明に基づくものではなく、原薬の量産技術や製剤化の技術などの技術者、臨床試験の担当者など、さまざまな人が関わることでやっと流通できる製品でもある。その意味からも、伝統的な日本の製造業が強みを発揮できる産業であることは確かだろう。

ただ、コロナ禍のワクチン開発や創薬においては、米国のワープ作戦のような瞬発力や投資のスケールに対して、日本は大きく見劣りすることが露呈した。だからこそ、ＳＣＡＲＤＡのように国を挙げた取り組みが必要なのはその通りだが、民間企業の競争力強化に国がどこまで手を貸すべきかは改めて議論が必要になるだろう。

精密医療、個別化医療に活路

一方で、製薬産業はここ何年もの間、研究開発の生産効率の低下に悩まされてきた。２０２１年に厚労省が「医薬品産業ビジョン」をまとめる際に作成した「資料編」を見ると、その辺りの事情がよく分かる。

医薬品の研究開発には10年以上の時間と数百億円から数千億円の費用が必要だとはよくいわれる話だが、成功確率は年々低下し、20年前は１・３万の化合物があれば１つが成功したのに対して、現在は２・３万の化合物に対して１つが成功するという数字になっていることが、日本製薬工業協会調べのデータとして紹介されている。

成功確率を高めるために、各社はできるだけ前倒しで臨床試験をスタートさせてだめな候補品には早い段階で見切りを付けたり、iPS細胞を利用して患者の症状を再現して薬効を検証したり、AI（人工知能）やシミュレーション技術を利用してコンピューター上で有効性・安全性を評価したりと、さまざまな努力を重ねてきた。そうすると創薬のコストはますますかさむ。大手製薬が研究開発に投じる資金は増加する一方だ。

「医薬品の研究開発は資本のゲームの世界だ。資本市場で一番お金集めがうまい者が生き残る」

数年前にコンサルティング業界からバイオスタートアップに身を転じた経営者はこう語る。

この指摘には当たっている部分もあるだろう。そうなると資金規模の大きな欧米の巨大製薬企業に対抗するのは難しくなる。何しろ、アイルランドのシャイアーを買収して日本では図抜けて巨大企業になった武田薬品でも、グローバルでの順位は10位前後。スイスのロシュに比べれば、売上収益も研究開発費も半分以下だ。日本企業はどうすれば生き残れるのだろうか。

重要なのは、疾患というものが非常に細分化しているということだ。かつての創薬は病気の「症状」に焦点を当てていたので、1つの医薬品を同じような症状を示すさまざまな疾患に使っていた。生活習慣病治療薬がそれに該当し、成功すれば巨大な市場を手にすることができた。だが、科学の進歩に伴って疾患の原因究明が進み、同じような症状の疾患でも原因が異なることが明らかにされつつある。診断技術により原因を突き止め、原因別に用意した根本治療薬で治療をめざす「精密医療」「個別化医療」と呼ばれる時代が到来しようとしている。

そうなれば、1つひとつの医薬品の売上高は減るかもしれないが、創薬のターゲットとなる疾患は増えていく。例えば遺伝子の変異に基づく稀少な遺伝性の疾患は約7000あるとされ、そのほとんどにまだ治療薬は登場していない。

これまで注目されてこなかった稀な疾患、科学の進展に伴って原因が明らかになった新しい疾患に焦点を当て、アカデミアの研究者、患者団体などと連携しながら、オープンイノベーションで創薬に取り組むことなど、日本の製薬企業と創薬研究者が挑戦すべきテーマはまだ数多く残されている。

日本電気は2022年4月8日、国際機関の感染症流行対策イノベーション連合（CEPI）の支援を受け、人工知能（AI）などを用いてCOVID-19向けのワクチンの開発を開始すると発表した。DeNAやPreferred Networksなど、日本のIT企業には創薬向けのAI開発に力を入れているところも多い。

医薬品の貿易収支は長らく赤字が続いているが、2000年代以降その赤字幅が徐々に拡大し、2015年以降は毎年2兆円を超える赤字が続いている。ただし、「医薬品産業ビジョン2021」の資料によると、医薬品産業の技術導出入収支は1990年代から黒字が続いている。

日本の製薬産業が、自前のグローバル展開で後れは取っているものの、世界有数の創薬国であるのは確かだ。その技術革新の成果を世界に行き渡らせ、世界中の人々の健康に寄与することは、企業の社会貢献の観点からも不可欠だろう。

著者略歴

橋本宗明（はしもと・ひろあき）

日経バイオテク編集委員兼日経ビジネス編集委員。前日経バイオテク編集長。1964年生まれ。京都大学農学部卒業。1987年日経マグロウヒル（現日経BP）入社。日経メディカル、日経ヘルスケア、日経ビジネスの記者、日経バイオビジネスと日経ドラッグインフォメーション各編集長を歴任。バイオテクノロジー、医薬品産業が専門。

コロナと創薬

――なぜ日本の製薬企業は出遅れたのか

2022年5月2日　第1版第1刷発行

著　者　橋本宗明
発行者　村上広樹
発　行　株式会社日経ＢＰ
発　売　株式会社日経ＢＰマーケティング
〒105-8308　東京都港区虎ノ門4-3-12
https://bookplus.nikkei.com

装　幀　コバヤシタケシ
製　作　マーリンクレイン
印刷・製本　中央精版印刷

ISBN978-4-296-00064-7
本書に関するお問い合わせ、ご質問は下記にて承ります。
https://nkbp.jp/booksQA